MANUAL FOR TREATMENT OF SURGICAL INFECTION

外科感染症診療マニュアル

編著 伊東直哉 静岡県立静岡がんセンター 感染症内科 副医長
倉井華子 静岡県立静岡がんセンター 感染症内科 部長

日本医事新報社

推薦のことば

　「まさにこの1冊が欲しかった！」本書発刊の旨の連絡を頂いたときに，最初に浮かんだ言葉です．静がん（静岡がんセンター）時代，外科はその手術件数とともに治療成績が良いことを売りにしていましたが，これを支えてくれていたのが，大曲貴夫先生から倉井華子先生へと引き継がれた感染症チームでした．静がんで一番の診療科はと聞かれるときには，間違いなく感染症科，と答えています．良き指導者のもと，膨大な症例で培われたその診療技術は，外科医にとって"目から鱗"でありました．それらが詰まった本書は，まさに外科医必携です．

　感染を伴った術前患者の管理や，術後手術部位感染（surgical site infection：SSI）に対する適切な抗菌薬投与法など，電話1本でベッドサイドに駆けつけ，指示を出してくれる感染症チームに支えられ，重症化を未然に防ぎ，耐性菌を生じさせないようにする．これが我々の手術成績に直結します．倉井先生率いる感染症チームの存在は，我々が手術を行う上で必須でした．それまでは，「術後高熱が出たら，とりあえずカルバペネム」の世界でしたが，今では，静がんではどうしていたかな？　と思い出しながら，おそるおそる抗菌薬を指示している毎日です．

　本書を手に取れば，静がんではない我々にも，この"感染症チーム"が加わることになります．重症例だけではなく，高齢者，臓器不全患者，アレルギーの既往等々，周術期の抗菌薬投与に悩むケースは数知れず，ウイルス感染などは未知なる領域

です。また外科医にとって最も嫌なことのひとつが術後合併症からの感染の重症化です。そんなときにそばに置いて役に立つのがこの1冊であり，困ったとき，また困らないように，是非本書を参考にして，患者さんのためにも，より良い手術成績をめざして頂きたく思います。

　2018年11月

東京医科歯科大学 消化管外科学分野 教授

絹笠祐介

序文

　本書は，現場で働く外科の先生方およびAST（抗菌薬適正使用支援チーム）に携わる医師・薬剤師・看護師を対象に作成しました。

　近年では，感染症関連の優れた書籍が多数出版されており，感染症は大分勉強しやすくなりました。しかし，外科感染症に特化した書籍はまだ多くなく，「実践的でユーザーフレンドリーなマニュアルが欲しい」という現場のニーズに応える形で本書の企画がスタートしました。

　静岡がんセンターでの感染症コンサルテーションの多くは外科の先生方からの紹介です。紹介理由は「手術後の発熱」で，手術部位感染（surgical site infection：SSI）が原因のことが最も多いのですが，当然，術後の発熱＝SSIではありません。カテーテル関連血流感染症や膀胱カテーテル関連尿路感染症など，あるいは薬剤熱，深部静脈血栓症といった非感染症が原因のことも少なくありません。

　本マニュアルでは，外科感染症のスタンダードな考え方をまとめました。当院の感染症内科は外科のレジデントの先生方もローテーションするため，日頃より，外科医が何を疑問に思い，何を知りたいかをヒアリングし，参考にさせて頂きました。また，各論においては感染症関連の他書では触れられることが少ない診療科別および術式別の感染症についても記載しました。そのため，本書は現場感を感じ取って頂けるような仕上がりになっており，ユーザーにとって受け入れやすい内容に

なっていると自負します。

　本書の執筆は静岡がんセンター感染症内科の現役メンバーと OB/OG で担当しました．執筆者全員が病歴と身体所見を重要視する共通のフィロソフィーを持っているため，全体に "静がんらしい" 統一感を出すことができました．さらに，経験豊富な静岡がんセンターの現役および OB の外科の先生方にコラムを執筆依頼し，自身の経験談，症例に対する思いをコメントして頂きました．

　なお，本書は静岡がんセンターの経験に基づくものであり，すべての施設に適応可能ではないプラクティスも含まれることはご承知下さい．

　本書が，感染症のマネジメントで悩む外科の先生方や AST メンバーの感染症診療の一助となり，そして何より感染症で苦しむ患者さんたちに少しでも還元できれば幸いです．

　　2018年11月

静岡県立静岡がんセンター 感染症内科

伊東直哉・倉井華子

執筆者一覧

編著者		執筆項目
伊東直哉	静岡県立静岡がんセンター 感染症内科 副医長	1-2, 2-1, 2-2, 3-1, 3-2, 4-1-①, 4-1-②
倉井華子	静岡県立静岡がんセンター 感染症内科 部長	1-1, 4-1-③, 4-2, 4-6

執筆者（執筆順）

明貝路子	静岡県立静岡がんセンター 感染症内科	1-3, 2-5
羽田野義郎	東京医科歯科大学医学部附属病院 感染制御部 副部長	1-4
森岡慎一郎	国立国際医療研究センター 国際感染症センター	2-3, 4-3
山本泰正	静岡県立静岡がんセンター 感染症内科	2-4
大木悠輔	愛媛大学医学部 消化管・腫瘍外科学講座	コラム①
佐野周生	長野赤十字病院 消化器外科	コラム②
河村一郎	大阪国際がんセンター 感染症内科 副部長	4-4
角 暢浩	静岡県立静岡がんセンター 婦人科 副医長	コラム③
鈴木 純	岐阜県総合医療センター 感染症内科 医長	4-5-①, 4-5-②
斎木 寛	株式会社メドレー MEDLEY 事業部	4-7, コラム④
園田 唯	株式会社メドレー MEDLEY 事業部 医療監修医師	4-7, 5-4
藤田崇宏	国立病院機構 北海道がんセンター 感染症内科	4-8
石井隆弘	沖縄協同病院 総合内科	5-1, 5-2, 5-3
沖中敬二	国立がん研究センター東病院 総合内科 医長	6-1, 6-2
梅坪翔太	静岡県立静岡がんセンター 薬剤部 主任	7
望月敬浩	静岡県立静岡がんセンター 薬剤部/感染対策室 専門主査	7

目次

第1章	総論 ————————————————————— 1

1 外科患者の感染症診療ロジック ……………………… 2

2 術後患者の発熱の診断アプローチ ……………………… 9

3 SSIと予防戦略 ……………………… 14

4 周術期抗菌薬の使い方 ……………………… 23

第2章	術後患者でよくみられる発熱の原因（感染症）——— 33

1 中心静脈カテーテル関連血流感染症 ……………………… 34

2 末梢静脈カテーテル関連血流感染症 ……………………… 40

3 院内肺炎／誤嚥性肺炎／人工呼吸器関連肺炎 ……… 46

4 尿路感染症（含むCAUTI）……………………… 53

5 クロストリジウム・ディフィシル感染症 ……………… 59

第3章	術後患者でよくみられる発熱の原因（非感染症）—— 67

1 結晶性関節炎（痛風／偽痛風）……………………… 68

2 薬剤熱 ……………………… 73

第4章	手術別の感染症 ————————————————— 77

1 一般外科

① 胃手術における感染症 ……………………… 78

② 結腸・直腸手術における感染症 ……………………… 85

③ 肝胆膵脾手術における感染症 ……………………… 95

2 乳腺外科 ……………………… 103

3 呼吸器外科 ……………………………………………… 108

4 婦人科手術 ……………………………………………… 113

5 心臓血管外科

　① 胸骨創感染と縦隔炎 ……………………………… 124

　② 人工血管グラフト感染 …………………………… 131

6 脳神経外科 ……………………………………………… 140

7 泌尿器科 ………………………………………………… 147

8 整形外科 ………………………………………………… 157

第5章　外科手術が必要となる疾患と抗菌薬治療 ——— 167

1 急性虫垂炎 ……………………………………………… 168

2 消化管穿孔 ……………………………………………… 175

3 胆囊炎 …………………………………………………… 182

4 壊死性軟部組織感染症 ………………………………… 192

第6章　外科患者のワクチン ———————————— 199

1 脾臓摘出術後 …………………………………………… 200

2 インフルエンザワクチン ……………………………… 209

第7章　抗菌薬の投与方法 —————————————— 215

抗菌薬の投与方法 ………………………………………… 216

索引 …………………………………………………………… 234

第 1 章

総　論

第1章　総論

1 外科患者の感染症診療ロジック

ポイント

●感染症のロジックは5つある。

① 患者背景をつかむ
② 感染臓器を推定する
③ 原因微生物を推定する
④ 適切な抗菌薬を選択する
⑤ 適切な経過観察法で評価する

●「患者背景」から「感染臓器」「微生物」を推定し，「適切な抗菌薬」を選択することが感染症の初期治療では重要。

●「経過観察」の際もCRPや白血球といった非特異的パラメーターに頼らず臓器特有のパラメーターを用いる。

①患者背景

●患者背景を考えることは感染症のリスクを測ることであり，「感染臓器」「微生物」推定に直結する。

●外科患者でも外来と入院，既存の疾患，治療内容（手術や化学療法など）で発症しうる感染症が異なる。

●曝露歴（周囲の感染症流行状況や渡航歴）や生活習慣（ペットや喫煙）も微生物推定に必要な情報である。

●表1に聴取するとよい事項をまとめた。

●「患者背景」から「感染臓器」「微生物」を推定する思考過程を図1に示す。

表1 感染症診断に必要な患者背景

一般的に聴取すべき事項	外科患者で追加聴取する事項	がん患者で追加聴取する事項
基礎疾患 既往歴 ・結核, 肝炎罹患歴 ・人工物の有無 サプリメントを含む内服薬 喫煙・飲酒 アレルギー歴 周囲の感染症流行状況 ペットの有無 その他リスク行動 (渡航歴, 性交渉歴など適宜)	手術日 術　式 デバイスの有無 抗菌薬曝露歴 輸血の有無	がんの進行状況 (ステージ, 転移巣の有無) がん治療歴 (手術, 化学療法, 放射線) ステロイド使用歴

---

①患者背景
68歳女性。1年前に子宮体がんに対して広汎子宮全摘術＋骨盤内リンパ節郭清を施行。術後両側下腿のリンパ浮腫があり定期通院している。2日前に孫がインフルエンザに罹患した。

②感染臓器の推定
高齢女性, 子宮体がん術後, リンパ浮腫, インフルエンザ曝露がキーワードとなる。

　高齢女性＋子宮体がん術後→尿路感染症, リンパ囊胞感染症
　リンパ浮腫→蜂窩織炎
　インフルエンザ曝露→インフルエンザ

が発熱の原因として推定される。さらに感染臓器を絞り込むためには, 症状(上気道症状, 皮膚の症状, 膀胱刺激症状), 身体診察(下肢の視診と触診, costovertebral angle tenderness), 検査(尿検査, 血液培養, インフルエンザ迅速検査)などを提出する。

③微生物の推定
尿路感染症：多くは大腸菌
リンパ浮腫関連蜂窩織炎：レンサ球菌, 黄色ブドウ球菌

図1 「患者背景」から「感染臓器」「微生物」を推定する思考過程

② 感染臓器の推定

- 細菌感染症は通常1つの臓器に障害を起こす（肺炎，腎盂腎炎など）。
- 特定の臓器に感染を起こす微生物はおおむね決まっている。
- 感染臓器推定のメリットは多く，以下のようなものがある。

  ① 不要な培養検査が減り，適切な培養検査が増える

  ② 微生物を推定しやすくなる

  ③ 適切な経過観察につながる

- 患者自身の訴えに加えシステムレビューが役立つ。頭痛，鼻汁，咳，腹痛，排尿時の痛みなど全身の臓器症状を網羅的に聴診する。
- 予想される感染臓器を意識しながら身体診察を行うと，情報量が増える。

③ 微生物の推定

- 抗菌薬開始前に原因菌を推定する。
- 原因菌推定には「感染臓器」やグラム染色が役立つ。
- 最適な抗菌薬を選択するために，抗菌薬開始前に適切な培養を採取する。
- 細胞性免疫不全（ステロイドや免疫抑制剤使用中）では問題となる微生物の幅が広い。「患者背景」は微生物推定にも生きてくる。
- 経過の長い感染症（数カ月前からの肺陰影など）や免疫不全患者の場合は侵襲的アプローチ（生検や内視鏡検査）も積極的に検討する。

④ 抗菌薬の選択

- 抗菌薬選択のタイミングはempiric therapy（初期治療）とdefinitive therapy（最適化治療）の2つである。

4　第1章　総論

- empiric therapyでは推定される原因菌に対し有効な抗菌薬を用いる。その際に有用なのがアンチバイオグラムである。
- アンチバイオグラムとは地域，施設の微生物の感受性率をまとめたものである（表2）。
- 菌名と感受性判明後に適正化させることをdefinitive therapyと呼ぶ。
- definitive therapyを積極的に行うことで，コストや耐性菌発現リスクの低減，患者予後の改善が得られる。

⑤経過観察

- 「感染臓器」推定に用いたパラメーター（例：肺炎の呼吸数，腎盂腎炎の尿中白血球数）は経過観察にも有用。
- CRPや白血球数は非特異的パラメーターであるため，解釈には注意が必要である。臓器特有のパラメーターよりも遅れて反応することが多く，血栓など感染以外の要因でも上昇する。
- 有効な抗菌薬を使用しても，腎盂腎炎や膿瘍では解熱までに時間がかかる。改善までの自然経過を知っていると安心して経過をみることができる。
- 有効な抗菌薬を開始後も改善が乏しい場合，膿瘍や閉塞起点などドレナージが必要な感染症の存在や，初期診断の誤りを想起する。特に外科領域ではドレナージや異物抜去の未施行が改善の妨げとなるケースが多い。
- 膿瘍や椎体炎では画像で異常が出るまでに時間がかかる例もある。期間をあけて画像を再検すると異常が明らかになる場合もある。
- 最後に，よくならないときの考え方を以下（p8）に示す。

表2　静岡がんセンターアンチバイオグラム（2017年）

	感受性実施株数	PCG	ABPC	PIPC	A/S	TAZ/PIPC	MEPM
Escherichia coli	404		61		72	97	
Klebsiella pneumoniae	322				88	98	
Klebsiella oxytoca	135				84	96	
Proteus mirabilis[*1]	22		95		100	100	
Enterobacter cloacae	190					79	
Enterobacter aerogenes	58					79	
Citrobacter freundii	107					93	
Serratia marcescens	58					84	
Pseudomonas aeruginosa	208			92		95	95
Acinetobacter baumannii/ haemolyticus	37				95		100
Stenotrophomonas maltophilia	98						
Staphylococcus aureus (MRSA)	119						
Staphylococcus aureus (MSSA)	285						
Staphylococcus epidermidis	244						
Streptococcus pneumoniae[*2]	32	100					
Enterococcus faecalis	303		100				
Enterococcus faecium	107		24				
Haemophilus influenzae	37		32		49		
Bacteroides fragilis	43				100	100	

主要検出菌薬剤感受性率（検出菌株のうち，感受性あり「S」の割合を示す）
＊1：菌株数が30未満であり「S」の割合の統計学的妥当性は低くなりうる
＊2：PCGの感受性はMIC≦2として算出（髄膜炎以外の基準）

CEZ	CMZ	CTRX	CAZ	CFPM	GM	CLDM	MINO	LVFX	CPFX	ST	VCM
74	98	81	87	83	92			72			
94	99	95	96	96	100			95			
64	99	96	100	99	99			99			
100	100	100	95	100	100			100			
		63	70	91	100			98			
		64	66	100	100			100			
		79	85	99	100			99			
		66	76	98	100			100			
			93	95	90				95		
			100	100	97		100		100		
							100			98	
							82			97	100
100							98		100		
											100
		100									
											100
		100									
	79				67						

表2の使い方

感染臓器：腎盂腎炎，推定微生物：大腸菌 の例

大腸菌（*Escherichia coli*）を横軸に見る。上段（一番上の濃い網掛けの行）が各抗菌薬の略称，数字が感受性率を示す。感受性率が80％＝20％の確率で治療を外すことになる。

通常，感受性率80％未満の薬剤〔例：アンピシリン（ABPC，61％）〕はempiric therapyには推奨されない。

よくならないときの考え方

① 自然経過ではないか？
② 別の熱源がないか？（カテーテル関連血流感染症，薬剤熱など）
③ ドレナージが必要な病変／異物抜去の必要性
④ カバーしきれていない微生物（特に培養陽性となりにくい微生物：抗酸菌 など）

参考文献

▶ 大曲貴夫, 監修：がん患者の感染症診療マニュアル. 改訂2版. 南山堂, 2012.
▶ 青木　眞：レジデントのための感染症診療マニュアル. 第3版. 医学書院, 2015.
▶ 大曲貴夫：感染症診療のロジック. 南山堂, 2010.

（倉井華子）

第1章　総論

2 術後患者の発熱の診断アプローチ

ポイント

● 術後の発熱の診断は，①発症時期と，②病因でアプローチする。

診断アプローチ

● 手術侵襲が大きいほど発熱がみられやすい[1~3]。

● 術後の発熱は，①発症時期と，②病因（感染症もしくは非感染症）で考える。

発症時期

● 発熱の発症時期によって原因となりやすいものが異なる。

● ①手術～術後48時間，②術後2～7日，③術後1～4週，④術後1カ月以上にわけて考える。

● 術後から日数が経過するにつれて感染症の頻度が高くなる[4]。

病　因

● 感染症か非感染症かにわけて考える（表1）[3]。

診断・検査

● 術後の発熱のほとんどが2～3日で自然に解熱する。

● 術後48時間以降にみられる発熱はワークアップを要する。

● ただし術後48時間以内でも発熱以外のバイタルサインに異常があ

2 術後患者の発熱の診断アプローチ　　9

表1 術後の発熱の原因

● 感染症

SSI[1]，肺炎（人工呼吸器関連/誤嚥性肺炎），尿路感染（通常CAUTI[2]），CRBSI[3]，抗菌薬関連下痢症，副鼻腔炎，唾液腺炎，腹腔内膿瘍，髄膜炎，無石性胆嚢炎，輸血関連ウイルス感染症，デバイス感染（整形デバイス，血管内デバイスなど），骨髄炎，感染性心内膜炎

● 非感染症

感染のない手術部位の炎症：血腫，縫合反応
血栓症：深部静脈血栓症，肺塞栓症（血栓または脂肪塞栓）
炎症性：結晶誘発性関節炎（痛風/偽痛風），膵炎
血管：脳梗塞/脳出血，くも膜下出血，心筋梗塞，腸管虚血/梗塞
その他：薬剤性，薬物/アルコール離脱，輸血副作用，移植拒絶，甲状腺機能亢進症，副腎不全，腫瘍熱

＊1：surgical site infection（手術部位感染症）
＊2：catheter-associated urinary tract infection（カテーテル関連尿路感染症）
＊3：catheter-related blood stream infection（カテーテル関連血流感染症）

(文献3より引用改変)

表2 術後患者で確認すべき情報

①発熱の発症時期
②術前の経過
③手術について（緊急手術？　予定手術？　術式は？　術中の合併症は？）
④術後経過
⑤既往歴と現在のプロブレム
⑥デバイス（デバイスの種類は？　挿入時期は？）
⑦創部の状態（発赤は？　熱感は？　圧痛は？　膿の排出は？）
⑧ドレーン（性状は？　量は？）
⑨喀痰の量と質，吸引の回数
⑩下痢の量と質，回数

(文献5より引用)

る場合はワークアップが必要。

● 術後患者の発熱の診断において，表2の情報を確認する[1~3]。

● 見逃しを少なくするため，最低限，①血液培養，②胸部X線写真，③尿検査・培養を実施する。

発症時期と病因による原因 (表3)[1〜3]

表3　発症時期と病因による術後発熱の原因

● 術後の発熱のタイミング【感染症】

手術〜48時間	2〜7日
術後縫合不全 (major leak) 肺炎 (誤嚥性肺炎) トキシックショック症候群 壊死性軟部組織感染症 (A群レンサ球菌，Clostridium perfringens) 術前から存在していた感染症	尿路感染症 肺炎 (VAP[*1]/誤嚥性肺炎) 静脈炎/血栓性静脈炎，CRBSI[*2] 表層のSSI[*3] 無石性胆嚢炎
1〜4週	**1カ月以上**
尿路感染症 肺炎 (VAP[*1]/誤嚥性肺炎) CRBSI[*2] CDI[*4] SSI[*3] (表層・深部，人工物関連) 副鼻腔炎 唾液腺炎	SSI[*3] (人工物関連) 輸血関連ウイルス 感染症 (ウイルス性肝炎，HIV) 骨髄炎 (整形外科術後) 遅延性蜂窩織炎 (手術後のリンパ浮腫による) 感染性心内膜炎 リンパ嚢胞感染 (骨盤内リンパ節郭清後)

● 術後の発熱のタイミング【非感染症】

分　類	手術〜48時間	2〜7日
併存症	甲状腺機能亢進症 褐色細胞腫	痛風/偽痛風 甲状腺機能亢進症 副腎不全
炎症性	縫合反応	縫合反応 膵　炎 無菌性髄膜炎 (脳外科術後)
手術による合併症	血　腫 漿液腫	

● 術後の発熱のタイミング【非感染症】（続き）

分　類	手術〜48時間	2〜7日
血　管	心筋梗塞 脳梗塞／脳出血 脂肪塞栓 虚血による組織の壊死	心筋梗塞 深部静脈血栓症／肺塞栓 脂肪塞栓
免　疫	手術侵襲 輸血副作用	
中毒性	薬剤熱 アルコール離脱 悪性高熱症	薬剤熱 アルコール離脱

分　類	1〜4週	1カ月以上
併存症		
炎症性		
手術による 合併症		
血　管	深部静脈血栓症／肺塞栓	
免　疫		
中毒性	薬剤熱	

＊1：ventilator associated pneumonia（人工呼吸器関連肺炎）
＊2：catheter-related blood stream infection（カテーテル関連血流感染症）
＊3：surgical site infection（手術部位感染症）
＊4：clostridium difficile infection（クロストリジウム・ディフィシル感染症）

（文献1〜3をもとに作成）

引用文献

1) Hosp Med Clin. 2012;1(4):e457-70.
2) Evaluation of postoperative fever. BMJ Best Practice. 2018.
   [http://bestpractice.bmj.com/topics/en-us/898]
3) Weed HG, et al:Postoperative fever. In:UpToDate, Post, TW(Ed), Up to Date, Waltham, MA, 2018.
4) Clin Infect Dis. 1998;26(5):1042-59.

(伊東直哉)

第1章　総論

③ SSIと予防戦略

ポイント

- 手術部位感染症（surgical site infection：SSI）で最も重要なのは創部を開放し，汚染物質を除去してドレッシングの交換を続けることである。
- SSIの好発時期は術後4日以降である。

SSIとは

- SSIとは術後30日以内（人工物が挿入された手術では1年以内）に発生する，手術部位の感染症である。
- SSIはその深達度によって①表層SSI，②深部SSI，③臓器/体腔SSIの3つに分類される（図1）[1]。

SSIのリスク因子

- SSIのリスクに影響する因子としては表1[1]のようなものが挙げられる。
- 創分類（表2）[2]，患者の全身状態（ASAスコア），手術時間によってSSIのリスクを層別化することができる。

SSIのマネジメント*

- SSIの好発時期は術後4日を過ぎた頃である。疼痛，腫脹，発赤，膿性排液がSSIの診断に最も信頼できる所見である。
- 術後48時間以内にSSIを発症するのは稀である。この時期に発熱など

14　第1章　総論

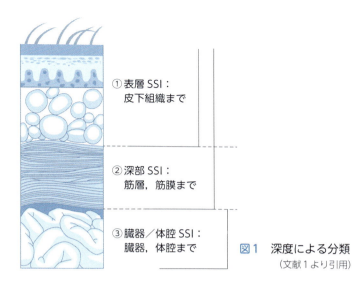

図1 深度による分類
(文献1より引用)

表1 SSIのリスク因子

患者関連の要素	手術手技関連の要素
・年齢 ・栄養状態 ・糖尿病 ・喫煙 ・肥満 ・遠隔部位の感染 ・微生物の保菌 ・免疫状態の変化 ・術前の在院日数	・手術時手洗い ・皮膚消毒 ・術前の剃毛 ・術前の皮膚の準備 ・手術時間 ・抗菌薬投与 ・手術室の換気 ・器具の不適切な消毒 ・手術部位の異物 ・ドレーン ・組織損傷(血流不良,死腔の存在,組織損傷)

(文献1より引用)

---

*:ここでは表層,深部のSSIについて述べ,臓器/体腔のSSIについては第4章で示す。周術期抗菌薬については第1章4「周術期抗菌薬の使い方」(p23)を参照のこと。

表2 創分類

分類		定義	SSIの発生率（予測）
I	清潔	外傷，感染，何らかの炎症のいずれもがない部位の手術で，手術操作に問題がなく，口腔，咽頭，呼吸器系，消化器系，泌尿生殖器系に手術操作が及んでいない。創は一時的に閉鎖され，必要な場合は閉鎖式ドレーンが挿入されている	1〜3%
II	準清潔	呼吸器系，消化器系，泌尿生殖器系に十分にコントロールされた状況下で手術操作が及び，予定外の汚染は特にない。胆道系，虫垂，腟，口腔・咽頭の手術も明らかな感染がなく手術操作に大きな問題がなければこのカテゴリー	8〜10%
III	汚染	時間がたっていない外傷の手術，滅菌操作に明らかな問題があった場合や消化管内容が肉眼的にわかるレベルで腹腔内にこぼれた場合，急性の非化膿性の炎症がある場合	15〜20%
IV	不潔または感染	時間の経過した外傷で壊死組織が残っているような部位の手術，異物に関連した手術，便汚染がある手術，既に感染している部位に発生している手術など術後の感染となる原因菌が手術時点で既に術野に存在する場合	25〜40%

(文献2より引用)

の全身症状を認めた場合，A群溶連菌（*Streptococcus pyogenes*）か*Clostridium*属による壊死性軟部組織感染症，もしくはブドウ球菌性のToxic shock症候群（TSS）を疑う。創部の滲出液をグラム染色して連鎖状のグラム陽性球菌もしくはグラム陽性桿菌が見られた場合，壊死性軟部組織感染症が疑われる。

● TSSの創部は一見正常に見える。創部培養からの黄色ブドウ球菌の検出は診断に必須ではなく，診断は臨床症状に基づいて行われる。

紅皮症が起こり，後に落屑が起こる。発熱，低血圧，肝機能および腎機能の異常，下痢が初期症状である。

- SSIの治療で最も大切なのは切開創を開放してドレナージし，傷が治るまでドレッシングの交換を続けることである。

- 発熱，頻脈などの全身症状がみられる場合は抗菌薬の投与を行う。カバーすべき菌，抗菌薬は手術部位によって異なる（表3）。創部（表層のスワブではなく，なるべく深部から採取する）のグラム染色の結果も参考となる。

- 術後早期，切開創周囲に腫脹，排膿のない皮膚の発赤は起こるかもしれないが，多くは無治療で軽快する。ここで新たに抗菌薬を開始したり術後抗菌薬を延長したりしても感染予防にはつながらない。

表3　SSIの治療に用いられる抗菌薬

手術部位	カバーすべき菌	抗菌薬
頭頸部，体幹，四肢	*S. aureus*	セファゾリン1g 6〜8時間ごと セファレキシン500mg 1日4回 （MRSAのリスクが高い症例ではバンコマイシン）
腋窩，鼠径部，消化管，女性器	*S. aureus* グラム陰性桿菌 嫌気性菌	アンピシリン・スルバクタム3g 6時間ごと セフメタゾール1g 6時間ごと セファロスポリン＋メトロニダゾール or クリンダマイシン
術後48時間以内の発症	（創部のグラム染色を確認）	
	溶血性レンサ球菌，*Clostridium* 属	ペニシリン＋クリンダマイシン
	S. aureus	セファゾリン
	（いずれの場合も必要に応じ循環サポート）	

- 深部SSIの治療への反応が思わしくない場合は臓器/体腔のSSIを疑い，画像評価などを検討する。
- 米国感染症学会(IDSA)の皮膚軟部組織感染症ガイドライン(2014年)[3]における，SSIのマネジメントのアルゴリズムを図2に記す。

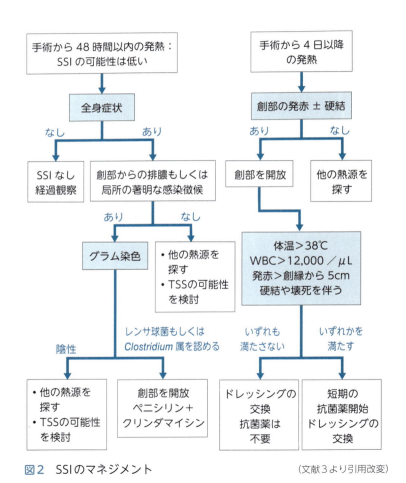

図2 SSIのマネジメント (文献3より引用改変)

SSIの予防

- SSIの予防については，2016年に世界保健機関（WHO）[4]， 米国外科学会／米国外科感染症学会（ACS／SIS）[5]， 日本化学療法学会／日本外科感染症学会[6] から，2017年に米国疾病予防管理センター（CDC）[7] からガイドラインが公表されている。

術前の対策

①遠隔部位の感染症の治療：手術部位とは異なる部位の感染症があれば可能な限り同定し治療する。感染が寛解するまでは予定手術は延期する。

②禁煙：喫煙は独立したSSI発症の危険因子である。CDCでは少なくとも予定手術の30日前，ACS／SISでは4～6週間前からの禁煙を推奨している。

③血糖管理：糖尿病患者に限らず，非糖尿病患者においても術前から周術期にかけて血糖コントロールを行う。CDCでは，200mg/dL以下を目標としている。

④メチシリン耐性黄色ブドウ球菌（methicillin-resistant *Staphylococcus aureus*：MRSA）保菌者：心臓血管外科，整形外科の手術では鼻腔のMRSA保菌患者に対しムピロシン軟膏とバンコマイシンを併用することによりMRSAによるSSIが減少することが知られている。WHOでは心臓血管外科，整形外科手術では除菌を推奨し，その他の手術では地域の流行状況などにより除菌を考慮するとしている。 一方で日本のガイドラインやACS／SISでは，MRSAによるSSIの発生割合が高い場合に除菌を考慮するとしている。

⑤除毛：カミソリによる剃毛はSSIを有意に増加させるので行わない。手術の邪魔になるときに限り，手術直前にクリッパーで除毛を行う。

⑥術前の入浴：手術前日にはシャワー浴，もしくは入浴を行うことが各種ガイドラインで推奨されている。消毒薬もしくは抗菌石鹸がSSIを減らすかどうかは結論がでていない。

手術時の対策

①手術時手洗い：手指消毒薬による手術時手洗いで，スタッフの手の常在細菌叢の増殖スピードを抑えることができ，術中に手袋が損傷した場合でも，細菌が術野に放出されるリスクを下げることができる。従来行われてきたブラシを用いたスクラブ法に比べ，石鹸と流水による予備洗浄の後アルコール擦式製剤を使用するラビング法でも十分な効果が得られ，手荒れが少なくコストも安くすむ。

②皮膚消毒：切開部位の周りの皮膚に明らかな汚染がないことを確認してから消毒する。切開予定部位から同心円状に消毒薬を適用する。切開を広げたりドレーンを作製したりすることを想定して十分な広さを消毒する。皮膚消毒に用いる薬剤はアルコールベースの消毒薬が推奨されている。アルコールベースの消毒薬を使用するときは電気メスによる引火が起こりうるので，乾燥してからドレープをかけるようにする。

③手術室の換気：手術室および前室の陽圧を維持する。必要以上の人の出入りを避け，ドアを開放したままにしない。

④体温管理：術中の低体温は末梢循環障害，組織酸素飽和度の低下

から好中球の貪食能低下，創傷治癒遅延をきたしSSIのリスクとなる。周術期は加温装置などを使用して正常体温を維持することが推奨されている。

⑤酸素投与：気管内挿管して全身麻酔を行う正常肺機能の患者では，術中および術直後，抜管の後は低酸素による末梢循環不全を防ぐためにFiO_2を増加させることが推奨されている。WHOではFiO_2 80%を術後2～6時間投与することが推奨されている。

⑥無菌操作：すべての侵襲的な外科処置は無菌操作で行う。ドレナージが必要なときは，閉鎖式の吸引を用いる。ドレーンを挿入するときは手術の切開創と離れたところに別に刺入部を作製する。ドレーンは可能な限り早く抜去する。

⑦縫合糸：トリクロサンによる抗菌縫合糸は通常の縫合糸に比べ有意にSSI発生率が低い（RR：0.65，95%CI：0.55-0.77[8]）ことが報告されている。ACS/SISでは清潔，準清潔の腹部創の閉鎖で使用することが推奨されており，WHO，CDCでも弱い推奨とされている。

⑧陰圧閉鎖療法（negative pressure wound therapy：NPWT）：NPWTは従来のドレッシングに比べて有意にSSIリスクを減らしたとする報告（RR：0.54，95%CI：0.33-0.89[9]）がある。WHOでは一次的に閉創されたハイリスクの術創（皮膚軟部組織の損傷，血腫や死腔などのため血流に乏しい術創）に対して予防的なNPWTを弱く推奨している。

術後の対策

①術後の創処置：一次的に閉鎖された創部は術後24～48時間は滅菌したドレッシング材で保護し，ドレッシング材の交換や創部に触れる前後には手指衛生を行う。ハイドロコロイド銀含有ドレッシング，ハイドロアクティブなどの特殊ドレッシング材がSSIを減少させるというエビデンスはない。

②術後の抗菌薬：術後抗菌薬投与を延長してもSSIの発症予防に寄与しないことが種々の手術で報告されている。清潔および準清潔手術では，手術室内で閉創した後はドレーンが留置されていても，予防抗菌薬を追加投与しない。SSI予防のために，外科切開創に抗菌薬入りの軟膏，溶液，粉末などを適用しない。

引用文献

1) Infect Control Hosp Epidemiol. 1999;20(4):250-78;quiz 279-80.
2) 岩田健太郎,監修,岡　秀昭,監訳:感染予防,そしてコントロールのマニュアル. メディカル・サイエンス・インターナショナル, 2013, p271-91.
3) Clin Infect Dis. 2014;59(2):e10-52.
4) Global Guidelines for the Prevention of Surgical Site Infection. World Health Organization, 2016.
[http://www.who.int/gpsc/ssi-prevention-guidelines/en/]
5) Surg Infect (Larchmt). 2017;18(4):379-82.
6) 日本化学療法学会/日本外科感染症学会　術後感染予防抗菌薬適正使用に関するガイドライン作成委員会, 編:術後感染予防抗菌薬適正使用のための実践ガイドライン. 2016.
[http://www.chemotherapy.or.jp/guideline/jyutsugo_shiyou_jissen.pdf]
7) JAMA Surg. 2017;152(8):784-91.
8) Infect Control Hosp Epidemiol. 2015;36(2):169-79.
9) Br J Surg. 2016;103(5):477-86.

（明貝路子）

第1章　総論

4 周術期抗菌薬の使い方

ポイント

- 周術期抗菌薬は，術前投与のタイミング，抗菌薬投与量，追加投与のタイミング，術後投与期間を意識する。
- 皮膚，手術部位に存在する常在細菌叢の微生物を想定し抗菌薬のカバーを行う。
- ムピロシン軟膏の使用は症例を限定して使用する。

原因微生物

- 術部位感染全体の頻度，および部位別の原因微生物は第1章 3 「SSIと予防戦略」(p14) を参照。
- 原因微生物は黄色ブドウ球菌，コアグラーゼ陰性ブドウ球菌などの皮膚表面の微生物の頻度が高い (表1)[1]。
- 原則として皮膚，および手術部位に存在する微生物のカバーを行う。たとえば下部消化管の手術では皮膚表面の微生物に加え，消化管内のグラム陰性桿菌，嫌気性菌までカバーとなる。
- 推奨の周術期抗菌薬の原則は表2を参照[2]。主にセファゾリン，セフメタゾールを選択する。
- それぞれの詳細な術式ごとの推奨は日本の「術後感染予防抗菌薬適正使用のための実践ガイドライン」も参考になる[3]。
- 術前胆道ドレナージ施行例では胆汁培養の結果を参考に予防抗菌薬の選択を行うことを考慮する。

4 周術期抗菌薬の使い方　　23

βラクタムアレルギーの場合[3)]

セファゾリン→バンコマイシン or クリンダマイシン,
セフメタゾール→(アミノグリコシド or フルオロキノロン) + (メトロニダゾール or クリンダマイシン) の組み合わせで使用する。

表1　主な原因微生物

原因微生物	感染で占める割合 (%)
黄色ブドウ球菌	30
コアグラーゼ陰性ブドウ球菌	14
腸球菌	11
大腸菌	10
緑膿菌	6
エンテロバクター	4
クレブシエラ	4
カンジダ	2
アシネトバクター	1
その他	19

表層切開部の感染であれば, ほぼ皮膚・軟部組織の黄色ブドウ球菌感染症と考えてよいが, 感染巣が腹腔など深部に及ぶ場合には手術侵襲のあった腸管などの細菌叢が起炎菌 (例: 大腸菌や *Bacteroides*) となる。

(文献1より引用)

手術前　抗菌薬投与のタイミング・投与量 ───────

● 切開前の1時間以内に投与を開始し, 手術開始までに投与を終了する。1時間以内でも30分以内で開始でも感染率に変わりはないという研究がある。

● バンコマイシン, キノロン系など緩徐に投与する必要がある抗菌薬は切開開始前2時間以内に投与を開始し, 手術開始までに投与を

表2　推奨周術期抗菌薬

手　術		推奨薬	代替薬（βラクタムアレルギー）
心臓血管手術		セファゾリン	クリンダマイシン or バンコマイシン
胸部・肺		セファゾリン アンピシリン・スルバクタム	クリンダマイシン or バンコマイシン
胃・十二指腸（膵頭十二指腸切除術含む）		セファゾリン	（クリンダマイシン or バンコマイシン）＋（アミノグリコシド or アズトレオナム or キノロン）
胆道系―開腹手術		セファゾリン セフメタゾール アンピシリン・スルバクタム	（クリンダマイシン or バンコマイシン）＋（アミノグリコシド or アズトレオナム or キノロン）
胆道系―腹腔鏡手術	待機手術：低リスク	な　し	な　し
	待機手術：高リスク	セファゾリン セフメタゾール アンピシリン・スルバクタム	（クリンダマイシン or バンコマイシン）＋（アミノグリコシド or アズトレオナム or キノロン） メトロニダゾール＋（アミノグリコシド or キノロン）
非複雑性虫垂炎の虫垂切除術		セフメタゾール セファゾリン＋メトロニダゾール	クリンダマイシン＋（アミノグリコシド or アズトレオナム or キノロン） メトロニダゾール＋（アミノグリコシド or キノロン）
小腸	閉塞なし	セファゾリン	クリンダマイシン＋（アミノグリコシド or アズトレオナム or キノロン）
	閉塞あり	セフメタゾール セファゾリン＋メトロニダゾール	メトロニダゾール＋（アミノグリコシド or キノロン）
ヘルニア修復術		セファゾリン	クリンダマイシン バンコマイシン

手　術		推奨薬	代替薬（βラクタムアレルギー）
大　腸		セファゾリン＋メトロニダゾール セフメタゾール アンピシリン・スルバクタム	クリンダマイシン＋（アミノグリコシド or アズトレオナム or キノロン） メトロニダゾール＋（アミノグリコシド or キノロン）
頭頸部	清潔手術	な　し	な　し
	清潔手術，人工物挿入あり（鼓膜切開チューブ除く）	セファゾリン	クリンダマイシン
	準清潔手術	セファゾリン＋メトロニダゾール アンピシリン・スルバクタム	クリンダマイシン
	脳神経外科	セファゾリン	クリンダマイシン or バンコマイシン
産婦人科	帝王切開	セファゾリン	クリンダマイシン＋アミノグリコシド
	子宮摘出術（経腟 or 開腹）	セファゾリン セフメタゾール アンピシリン・スルバクタム	（クリンダマイシン or バンコマイシン）＋（アミノグリコシド or アズトレオナム or キノロン） メトロニダゾール＋（アミノグリコシド or キノロン）
整形外科	四肢の清潔手術（人工物挿入なし）	な　し	な　し
	脊椎手術・大腿骨骨折・内固定デバイス固定・関節置換術	セファゾリン	クリンダマイシン or バンコマイシン

手 術		推奨薬	代替薬（βラクタムアレルギー）
泌尿器科	経直腸前立腺生検などの危険因子のある下部尿路への器具挿入	キノロン ST合剤 セファゾリン	アミノグリコシド ± クリンダマイシン
	清潔手術 尿路を開放しない	セファゾリン（人工物を留置する場合はアミノグリコシド単回追加投与を考慮）	クリンダマイシン or バンコマイシン
	清潔手術 人工物に至る	セファゾリン ±（アミノグリコシド or アズトレオナム） アンピシリン・スルバクタム	（クリンダマイシン or バンコマイシン）±（アミノグリコシド or アズトレオナム）
	清潔手術 尿路を開放する	セファゾリン（人工物を留置する場合はアミノグリコシド単回追加投与を考慮）	キノロン，アミノグリコシド ± クリンダマイシン
	準清潔手術	セファゾリン＋メトロニダゾール セフメタゾール	キノロン アミノグリコシド ＋（メトロニダゾール or クリンダマイシン）
血管手術		セファゾリン	クリンダマイシン or バンコマイシン
移植	心移植	セファゾリン	クリンダマイシン or バンコマイシン
	肺移植	セファゾリン	クリンダマイシン or バンコマイシン
	肝移植	ピペラシリン・タゾバクタム セフォタキシム＋アンピシリン	（クリンダマイシン or バンコマイシン）＋（アミノグリコシド or アズトレオナム or キノロン）
	膵移植	セファゾリン（真菌症の高リスクではフルコナゾール使用を考慮）	（クリンダマイシン or バンコマイシン）＋（アミノグリコシド or アズトレオナム or キノロン）
形成外科手術		セファゾリン	クリンダマイシン or バンコマイシン

（文献2をもとに作成）

終了とする。バンコマイシンは短時間での投与はred neck（red man）症候群を誘発する可能性があるため1時間以上かけて点滴する。

● 投与量は予防であっても治療量を用いる。

● 量は体重に応じて増量を考慮する（表3）[3]。セファゾリンを例にとると，日本および米国のガイドラインでは80kg以上で1回2gへの増量を考慮しているが[3,4]，米国疾病予防管理センター（CDC）のガイドラインでは質の高いエビデンスがないため未解決の問題という立場をとっている[5]。

表3　予防抗菌薬1回投与量

抗菌薬	1回投与量	
	通常	≧80kg
セファゾリン	1g	2g（≧120kg，3g）
セフメタゾール	1g	2g
フロモキセフ	1g	2g
セフォチアム	1g	2g
スルバクタム・アンピシリン	1.5〜3.0g	3.0g
メトロニダゾール	500mg	500mg（術中再投与しない場合1,000mg）
バンコマイシン	15mg/kg（実測体重，最大2gまで）	
テイコプラニン	12mg/kg（術前単回使用時）	
ゲンタマイシン	5mg/kg（肥満における体重の調整：理想体重＋超過体重×0.4）	

（文献3より引用）

手術中　抗菌薬追加投与のタイミング

- 以下の場合に追加投与を行う（表4）[3]。
  - ① 手術時間が術前抗菌薬の半減期の2倍を超えた場合（初回投与開始からの時間）
    （腎機能正常時：セファゾリン3～4時間ごと，セフメタゾール2～3時間ごとに投与）
  - ② 術中の出血量が1,500mLを超えた場合
- 慢性腎障害のある患者の場合，再投与の間隔は調整する必要がある。

表4　各抗菌薬における術中再投与のタイミング

	1回 投与量	半減期（時間） （腎機能正常者）	再投与の 間隔（時間） eGFR ≧ 50	再投与の 間隔（時間） eGFR：20～50	再投与の 間隔（時間） eGFR ≦ 20
セファゾリン	1g	1.2～2.2	3～4	8	16
セフメタゾール	1g	1.0～1.3	2～3	6	12
スルバクタム・ アンピシリン	1.5～ 3.0g	0.8～1.3	2～3	6	12
セフォチアム	1g	1.0～1.1	2	5	10
セフトリアキソン	2g	5.4～10.9	12		
クリンダマイシン	600～ 900mg	2.0～4.0	6		
アズトレオナム	1～2g	1.6～1.8	3～4	8～10	12～16
レボフロキサシン	500mg	6.0～8.0	データなし		
ゲンタマイシン	5mg/kg （補正体重） 1回投与	2.0～3.0	5	専門科に 相談	適応外
バンコマイシン	15mg/kg	4.0～8.0	8	16	適応外
メトロニダゾール	500mg	6.0～8.0	8		

（文献3より引用）

手術後　抗菌薬終了時期

- 術後長期の予防的抗菌薬は，メチシリン耐性黄色ブドウ球菌 (methicillin-resistant *Staphylococcus aureus*：MRSA) など耐性菌の選択圧，および感染症発症のリスクを高める。

- 大部分の手術は術前・術中のみで十分であり，**原則として術前単回投与～術後24時間以内に終了を推奨している**[2~6)]。

- 大手術である心臓血管外科領域でも48時間以上の術後抗菌薬は，48時間以下と比較して耐性菌による感染症のリスクとなるため[7)]，**48時間は超えないことが望ましい**。

- 日本のガイドラインも臨床試験が行われている術式では単回投与～術後24時間投与を推奨している[3)]。

- 薬剤耐性 (antimicrobial resistance：AMR) の観点からも各術式のクリニカルパスの抗菌薬投与期間を見直すことは重要である。推奨期間を超えた経口抗菌薬の追加投与は不要であると日本のガイドラインで明記されている[3)]。

- 日本のガイドラインはエビデンスの乏しい領域では従来通りの投与期間を設定しているため，術後抗菌薬の投与期間が長い場合，日本のガイドラインを遵守することを目標としたい。

- 術後予防抗菌薬を投与する場合，投与間隔は腎機能が正常の場合では**治療量と同じ投与間隔**となる。

  例) 腎機能正常時：セファゾリン1g 8時間ごと，セフメタゾール1g 8時間ごと

- 清潔手術，準清潔手術では，手術室内で閉創した後はドレーンが留置されていても予防抗菌薬は追加投与しない (カテゴリー1A　強い勧告：高いレベルのエビデンス)[5)]。

MRSA保菌者に対する対策

- 院内のMRSA分離率や，アウトブレイクなど病棟での検出状況による。判断に迷う場合は必要に応じて感染対策チーム（infection control team：ICT）や感染症診療部門の専門科と検討する。以下に原則を述べる。

a. どのような患者にスクリーニングを行うか

- MRSAの鼻腔への定着は，手術部位感染のリスク上昇と関連している。保菌することでSSIのリスクは2～14倍に上昇する[2]。
- すべての患者で実施する必要はない。原則としてハイリスクの患者に限定する。以下の場合に実施を考慮する。
- MRSA感染症ハイリスクの術前患者（心臓手術，胸部大血管手術，人工関節置換術，インプラント挿入など）の場合，保菌の可能性が高い患者を対象とする[2, 8]。

※保菌の可能性が高い患者：MRSA感染の既往，転院または最近における病院への入院，長期療養型病床群もしくは介護施設に入所，血液透析など。

b. MRSAスクリーニングで陽性の場合，どのような対策を講じるか

①接触感染対策
- 鼻腔から検出される場合，他の部位にも付着していると考える。

②MRSAの除菌
- 使用する場合，ムピロシン軟膏を1日2回，術前5日間，鼻腔内に塗布する[3]。
- ムピロシン軟膏に加え，4％クロルヘキシジングルコン酸塩液を用いたシャワー／入浴を組み合わせることでの有用性を示した研究は

多いが，日本ではクロルヘキシジンの粘膜面への使用は禁忌となっているため使用する場合は留意する必要がある[3]。

● ムピロシン使用量とムピロシン耐性黄色ブドウ球菌の出現が関連しており，症例を限って使用する。制限なしのムピロシン軟膏使用，創傷や褥瘡へのムピロシン使用が耐性化と強く関連していたという研究がある[9]。

③術前のバンコマイシン投与

● バンコマイシン1回15～20mg/kg（1回2gが上限）を手術開始2時間以内に投与開始する。MRSA保菌者の場合は単回もしくは術後24時間以内（βラクタムアレルギーなど他の理由で使用する場合はそれぞれの術式にしたがう）。

引用文献

1) Infect Control Hosp Epidemiol. 2008；29(11)：996-1011.
2) Am J Health Syst Pharm. 2013；70(3)：195-283.
3) 日本化学療法学会／日本外科感染症学会　術後感染予防抗菌薬適正使用に関するガイドライン作成委員会，編：術後感染予防抗菌薬適正使用のための実践ガイドライン. 2016.
   [http://www.chemotherapy.or.jp/guideline/jyutsugo_shiyou_jissen.pdf]
   [http://www.gekakansen.jp/file/antimicrobial-guideline.pdf]
4) J Am Coll Surg. 2017；224(1)：59-74.
5) JAMA Surg. 2017；152(8)：784-91.
6) Global Guidelines for the Prevention of Surgical Site Infection. World Health Organization, 2016.
   [http://www.who.int/gpsc/ssi-prevention-guidelines/en/]
7) Circulation. 2000；101(25)：2916-21.
8) N Engl J Med. 2010；362(1)：75-7.
9) J Hosp Infect. 2013；85(4)：249-56.

（羽田野義郎）

第2章

術後患者でよくみられる
発熱の原因（感染症）

第2章　術後患者でよくみられる発熱の原因（感染症）

1 中心静脈カテーテル関連血流感染症

ポイント

- 中心静脈カテーテル（central venous catheter：CVC）留置患者でフォーカス不明の発熱をみたときには，カテーテル関連血流感染症（catheter-related blood stream infection：CRBSI）を疑う（表1）[1~5]。
- CVCは原則抜去し，必ず抗菌薬治療を行う（抜去のみで終わらせない）。

リスク因子

表1　CRBSIのリスク因子

宿主因子[1, 2]	カテーテル因子[3~5]
慢性疾患，免疫不全（特に好中球減少症），栄養失調，完全静脈栄養（TPN*），過去の血流感染症の既往，超高齢	ルーメン数，長期使用（特に≧6日），鼠径部留置

＊：total parenteral nutrition　　　　　　　　　（文献1〜5をもとに作成）

臨床症状

- CRBSIを疑う状況としては以下の2つがある。
  ①CVC刺入部の発赤・膿性分泌物・圧痛といった局所の炎症所見
  ②フォーカスがはっきりしない発熱

検　査

●血液培養（末梢血＋中心静脈カテーテル）。

診　断

●臨床的に以下のいずれかで診断する[6]。

① 末梢血培養と抜去したカテーテルの先端培養で同一菌が検出

② カテーテル血の培養が末梢血培養より2時間以上早く陽性化

原因微生物

●原因菌は皮膚からのコアグラーゼ陰性ブドウ球菌（coagulase-negative staphylococci：CNS），黄色ブドウ球菌などのグラム陽性球菌が多いが，グラム陰性桿菌，真菌も原因となる（表2）[7]。

表2　院内血流感染症の原因菌

原因菌	頻　度
コアグラーゼ陰性ブドウ球菌	31%
黄色ブドウ球菌	20%
腸球菌	9%
カンジダ	9%
大腸菌	6%
クレブシエラ	5%

（文献7より引用）

治　療

●治療の原則はCVC抜去＋抗菌薬治療。

●長期留置型カテーテル／ポートにおけるCNS，腸球菌，グラム陰性桿菌の治療オプションとして抗菌薬ロック療法が提案されている

が，全体の治療期間が長くなることや再燃のリスクを考え原則抜去を推奨する。

- 経験的治療ではまずCNSや黄色ブドウ球菌をカバーする。
- 原因菌が判明したら狭域の抗菌薬に変更する。
- CNSではバンコマイシン以外の薬剤に感受性があったとしても原則他剤への変更を行わない[8]。

薬剤名	投与量	投与間隔
バンコマイシン （塩酸バンコマイシン）	15～20mg/kg （実際の体重を用いる）	12時間ごと　静注

① グラム陽性菌に加えてグラム陰性桿菌のカバーを要するとき[6]

1) 全身状態不良，2) 敗血症，3) 好中球減少，4) 鼠径部にカテーテル留置，5) グラム陰性桿菌感染症のフォーカスがある場合

薬剤名	投与量	投与間隔
セフェピム （マキシピーム®）	1g	8時間ごと　静注

セフェピムは一例で，グラム陰性桿菌の経験的治療は各施設のアンチバイオグラムを参照して選択する。

② グラム陽性菌に加えてカンジダのカバーを要するとき[6]

1) 鼠径部のカテーテル留置例，2) TPN，3) 広域抗菌薬の長期間使用，4) 血液悪性腫瘍，5) 造血幹細胞移植または固形臓器移植後，6) 複数部位でカンジダ属を保菌している場合

薬剤名	投与量	投与間隔
ミカファンギン （ファンガード®）	100mg/回	24時間ごと　静注

- カンジダ血症が確定した場合には，眼内炎を評価のために眼科コンサルトを行う。
- 眼内炎があれば，ミカファンギンは眼内への移行が不良のため，他剤への変更を検討する。

治療期間

a. 短期留置型・長期留置型CVC／ポートの治療期間

- 抗菌薬の治療期間は，デバイスの種類と原因菌によって異なる（表3，4）[6]。

- 黄色ブドウ球菌とカンジダでは，血液培養の確認が重要。

- 治療期間は，血液培養が陰性化した最初の日を治療開始1日目とする。

表3　短期留置型CVCの治療期間（カテーテル抜去後から）

コアグラーゼ陰性ブドウ球菌	5～7日
腸球菌	7～14日
グラム陰性桿菌	7～14日
カンジダ属	14日
黄色ブドウ球菌	14日以上

（文献6より引用）

表4　長期留置型カテーテル関連もしくはポート関連血流感染症患者のマネジメント

コアグラーゼ陰性ブドウ球菌	10～14日
黄色ブドウ球菌	4～6週
腸球菌	7～14日
グラム陰性桿菌	10～14日
カンジダ属	14日

（文献6より引用）

- 黄色ブドウ球菌はカテーテル抜去後から4～6週間の治療が必要だが，表5[6]のすべてに該当する症例は最低14日間の治療期間の短縮を考慮してもよい。

表5　黄色ブドウ球菌によるCRBSIで14日間治療を検討できる症例

① 糖尿病の合併なし
② 免疫抑制状態でない
③ 感染したカテーテルを抜去ずみ
④ 血管内に人工デバイス留置なし
⑤ 経食道心エコー検査で心内膜炎なし
⑥ 超音波検査で化膿性血栓性静脈炎なし
⑦ 適切な抗菌薬治療開始72時間以内に発熱と菌血症が軽快
⑧ 臨床的な症状・徴候・関連検査で転移性の感染巣を認めない

(文献6より引用)

b. CRBSIの合併症

- CVCを抜去し適切な抗菌薬を使用しているのにもかかわらず，72時間以上経過しても解熱しない，血液培養が陰性化しない場合は積極的に合併症検索を行う。
- 合併症の有無によって治療期間が変わる(表6)[6]。

表6　合併症がある場合の治療期間

血栓性静脈炎	4〜6週
感染性心内膜炎	4〜6週
骨髄炎	6〜8週

(文献6より引用)

c. カテーテル先端培養のみ陽性である場合

- 黄色ブドウ球菌において，カテーテルの先端培養のみが陽性で末梢血液培養が陰性の場合，5〜7日間の抗菌薬治療を施行する。

引用文献

1) Ann Intern Med. 1999;131(5):340-7.
2) Eur J Intern Med. 201;22(5):e39-44.
3) Infection. 2008;36(4):322-7.
4) Arch Intern Med. 1989;149(5):1139-43.
5) Crit Care Med. 2017;45(4):e437-48.
6) Clin Infect Dis. 2009;49(1):1-45.
7) Clin Infect Dis. 2004;39(3):309-17.
8) 内科. 2013;111(4):737-44.

（伊東直哉）

第2章　術後患者でよくみられる発熱の原因（感染症）

②末梢静脈カテーテル関連血流感染症

ポイント

- フォーカス不明の発熱をみたときには，末梢静脈カテーテル関連血流感染症（peripheral line-associated blood stream infection：PLABSI）を疑う。
- 末梢静脈カテーテル刺入部位に所見がなくとも，末梢静脈カテーテル関連血流感染症を否定することはできない。
- 血液培養から*Bacillus cereus*（*B. cereus*）が検出された際には安易に汚染菌（contamination）と判断しない。

頻度とリスク因子

- PLABSIの頻度は**0.5**/1,000 catheter-days，中心静脈カテーテル関連血流感染症（central line-associated blood stream infection：CLABSI）は同**2.7**（表1）[1]。
- CLABSIより頻度は少ないが，**母数が大きいので発生件数は決して少なくない。**
- PLABSIは院内血流感染症の6％，院内カテーテル関連血流感染症の23％を占める[2]。
- PLABSIのリスク因子を表2[1, 3, 4]に示す。

表1 デバイス別感染リスク

デバイス	/1,000 catheter-days
末梢静脈カテーテル	0.5
中心静脈カテーテル	2.7
動脈カテーテル	1.7
PICC	1.0
透析カテーテル	4.8

PICC：peripherally inserted central catheter（末梢挿入式中心静脈カテーテル）

(文献1をもとに作成)

表2 PLABSIのリスク因子

- 末梢静脈栄養（アミノ酸製剤，ビーフリード®）[3]
- カテーテル刺入部位（上肢＞下肢，特に静脈炎）[4]
- 長期留置[1] など

(文献1, 3, 4をもとに作成)

臨床症状

- PLABSIを疑う状況としては以下の2つがある。

 ①疼痛・硬結・発赤・滲出物を伴う末梢静脈カテーテル（末梢静脈炎の所見，図1）[5]

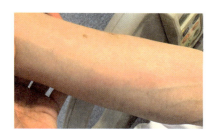

図1 前腕の末梢静脈炎

②フォーカスがはっきりしない発熱

- PLABSIでの静脈炎の合併率は3〜63%とかなり幅がある[6,7]。
- 静脈炎がなくともPLABSIを否定することはできない。

検 査

- 血液培養（末梢静脈から2セット）。
- 末梢静脈カテーテルの先端培養。

診 断

- 以下の2つのうち，いずれかで診断する。

  ①末梢血培養と抜去したカテーテルの先端培養で同一菌が検出[5]

  ②末梢静脈カテーテル留置部位の所見の有無にかかわらず，ほかに疑わしい感染症が存在せず血液培養が陽性である場合
- 先端培養が提出されずに既に抜去されている症例が多いため，①での診断は非現実的である。
- 末梢ラインの所見に注意すること。
- PLABSIはCLABSIより所見が出やすい。

原因微生物

- 原因菌は，黄色ブドウ球菌やコアグラーゼ陰性ブドウ球菌（coagulase-negative staphylococci：CNS）が多いが，グラム陰性桿菌や真菌も原因となる（表3）[6〜8]。
- 末梢静脈栄養使用患者では，グラム陽性桿菌の*B. cereus*が原因となりやすい（特に夏季）[3,9]。

表3 末梢静脈カテーテル関連血流感染症の原因菌

原因菌	Satoら[6]	Guembeら[7]	Pujolら[8]
コアグラーゼ陰性ブドウ球菌	25.9%	27.7%	37%
黄色ブドウ球菌	17.3%	52.8%	33%
腸球菌	7.4%	5.6%	5.5%
バチルス	7.4%		
カンジダ	6.2%	1.4%	
グラム陰性桿菌	35.8%	11.1%	27%
複数菌	25.8%	2.9%	10%

(文献6〜8をもとに作成)

治 療

- 治療の原則は末梢静脈カテーテルの抜去＋輸液セット・ラインの全交換(汚染の可能性があるため)[5]。
- **基本的にはカテーテル関連血流感染症(CRBSI)の治療を行う**〔第2章①「中心静脈カテーテル関連血流感染症」(p34)を参照〕。
- 経験的治療ではまずCNSと黄色ブドウ球菌をカバーする。
- B. cereusの治療の第一選択はバンコマイシンである。
- グラム陰性桿菌とカンジダのカバーについては、第2章①「中心静脈カテーテル関連血流感染症」(p34)を参照。

薬剤名	投与量	投与間隔
バンコマイシン (塩酸バンコマイシン)	15〜20mg/kg (実際の体重を用いる)	12時間ごと　静注

治療期間

a. PLABSIの治療期間

- CLABSIの短期留置型CVCの治療期間に準ずる［第2章①「中心静脈カテーテル関連血流感染症」（p34）を参照］。
- *B. cereus*が原因菌の場合は7〜14日。

b. PLABSIの合併症

- 静脈炎，血栓性静脈炎，点滴液の漏出など。
- 血液培養が陰性化しない場合は，化膿性血栓性静脈炎の可能性を考慮する。

予 防

- 末梢静脈栄養は不要となれば，すぐに中止する。
- カテーテルの交換は基本的には7日ごとの交換でよいが，末梢静脈カテーテル刺入部は継続的に観察する。所見があれば，交換を行う[2, 10]。
- 不要なカテーテルの抜去を行う[2]。

引用文献

1) Mayo Clin Proc. 2006;81(9):1159-71.
2) Clin Infect Dis. 2017;65(10):1757-62.
3) Jpn J Infect Dis. 2016;69(6):531-3.
4) Am J Epidemiol. 1983;118(6):839-51.
5) Clin Infect Dis. 2009;49(1):1-45.
6) BMC Infect Dis. 2017;17(1):434.
7) J Hosp Infect. 2017;97(3):260-6.
8) J Hosp Infect. 2007;67(1):22-9.

9) Eur J Clin Microbiol Infect Dis. 2014;33(8):1371-9.
10) Am J Infect Control. 2011;39(4 Suppl 1):S1-34.

(伊東直哉)

第2章 術後患者でよくみられる発熱の原因（感染症）

③ 院内肺炎／誤嚥性肺炎／人工呼吸器関連肺炎

ポイント

- **下気道からの良質検体の採取とそのグラム染色所見**が，初療時の方針決定に重要である。
- 特に，人工呼吸器関連肺炎では適切かつ迅速な経験的抗菌薬治療の開始が重要であり，グラム染色検査所見などから想定しうる微生物を経験的に治療する。
- 原因微生物が判明した後は，de-escalation を必ず行う。

定　義

- 院内肺炎（hospital-acquired pneumonia：HAP）とは，入院後48時間以上経過してからの肺炎と定義される。
- 人工呼吸器関連肺炎（ventilator-associated pneumonia：VAP）とは，気管内挿管後48〜72時間以上経過してからの肺炎と定義される。
- VAPはさらに早期VAP（入院から5日未満）と晩期VAP（入院から5日目以降）の2つにわけられる。

リスク因子

- VAPのリスクとしては，気管内挿管，経鼻胃管，鎮静剤，制酸薬，仰臥位などが挙げられる[1]。
- 誤嚥性肺炎のリスクとしては，嚥下障害，鎮静剤などが挙げられる。

検 査

- 気道分泌物のグラム染色検査，培養検査を行う。このとき，下気道より良質の検体が得られるよう努力をする。
- 血液培養検査は重要である。特に，重症肺炎であれば必須である。
- その他，一般血液検査や胸部単純X線写真，場合によっては胸部CT検査が適応となる。
- 肺炎随伴性胸水や膿胸を疑う所見があれば，胸腔穿刺術を検討する。

診 断

- HAP，VAP，誤嚥性肺炎ともに，世界共通の診断基準は存在しない。
- 一般的なVAPの臨床診断は，以下の4項目からなる。
  - ① 胸部単純X線写真において，新規もしくは進行性の浸潤影などの異常影の存在
  - ② 発熱
  - ③ 白血球数の異常
  - ④ 気道分泌物の増加や性状の変化
- 上記の①に加え，②〜④のうち2項目以上を満たしたものをVAPと診断した場合，この感度は69％，特異度は75％と報告されている[2]。
- 誤嚥性肺炎の多くは，口咽頭分泌物が下気道に流入することが原因で発症する。しかし，不顕性誤嚥を直接観察することは困難であるため，嚥下障害の存在をもって誤嚥性肺炎と臨床的に診断することが多い。

原因微生物

- HAPに関して，日本の院内肺炎の原因微生物を表1に示す。黄色ブドウ球菌（MRSA・MSSA）が全体の24%を占め，最も頻度が高い[3]。しかし，喀痰培養から黄色ブドウ球菌が生えただけでは黄色ブドウ球菌肺炎の診断とはならず，実際には頻度はもっと少ないと予想される。

表1　日本の院内肺炎の原因微生物

原因微生物	検出割合（%）
MRSA	17.5
緑膿菌	13.9
肺炎球菌	7.7
MSSA	6.5
インフルエンザ菌	4.5
ステノトロフォモナス・マルトフィリア	4.2
アシネトバクター属	4.1
セラチア・マルセッセンス	3.0
エンテロコッカス・フェカーリス	1.7

（文献3をもとに作成）

- 黄色ブドウ球菌肺炎の診断には，患者背景とグラム染色所見が重要である。患者背景として嚥下機能障害や気道の解剖学的な異常（喉頭切除や腫瘍摘出後の喉頭機能不全，肺がんなど）が重要である[4]。また，喀痰グラム染色検査所見では，良質の喀痰に多数のグラム陽性球菌と白血球が認められる。

●VAPに関して，早期VAPの原因微生物と晩期VAPのそれを比較し，表2に示す[5]。早期VAPでは肺炎球菌，メチシリン感受性黄色ブドウ球菌（methicillin-sensitive *Staphylococcus aureus*：MSSA），インフルエンザ菌などの市中肺炎でも問題となる微生物が多いのに対して，晩期VAPではメチシリン耐性黄色ブドウ球菌（methicillin-resistant *Staphylococcus aureus*：MRSA），緑膿菌，ESBL（extended-spectrum β-lactamase）産生菌などの薬剤耐性傾向の強い菌が問題となる傾向がある。

表2 早期・晩期VAPにおける原因微生物

早期VAP（入院から5日未満）	晩期VAP（入院から5日目以降）
グラム陽性球菌 　肺炎球菌 　MSSA	グラム陽性球菌 　MRSA
グラム陰性桿菌 　インフルエンザ菌 　大腸菌 　クレブシエラ 　エンテロバクター・アエロジェネス 　プロテウス属 　セラチア・マルセッセンス	グラム陰性桿菌 　緑膿菌 　ESBL産生大腸菌 　ESBL産生（もしくはCRE）クレブシエラ 　ESBL産生エンテロバクター属 　ESBL産生アシネトバクター属 　ステノトロフォモナス・マルトフィリア

（文献5より引用）

●気道分泌物のグラム染色検査でグラム陽性球菌を認めないときは，グラム陽性球菌によるVAPの可能性は低いと見積もることができる。
●誤嚥性肺炎では，一般的には口腔内常在菌が問題となることが多い。

治　療

- 適切かつ迅速な経験的治療の開始が，VAPの予後を左右する。

- 必要な培養検体を採取したら，可及的速やかに抗菌薬治療を開始する。

- 培養検査結果により原因微生物が判明するまでは，グラム染色検査所見などから考えうる微生物はできる限り経験的に治療するようにする。

- 原因微生物が判明したら，狭域抗菌薬にde-escalationする。

- 具体的には，緑膿菌の関与がなさそうであればセフトリアキソンやアンピシリン・スルバクタムを，緑膿菌の関与がありそうであればセフェピムやピペラシリン・タゾバクタムが用いられる。

- グラム染色検査所見以外に，長期入院，長期抗菌薬使用歴，既にMRSAが常在しているなど，MRSA肺炎の危険因子がある場合にはバンコマイシンなどの抗MRSA薬の開始を検討する。

- 90日以内の抗菌薬使用歴や5日以上の入院といった背景がある場合には，緑膿菌を含む多剤耐性菌のリスクが高まる。

- 高度耐性の緑膿菌やアシネトバクターなどの関与を疑う際には，抗緑膿菌βラクタム系抗菌薬に加えて，アミノグリコシド系抗菌薬もしくはフルオロキノロン系抗菌薬の併用が推奨されている[6]。

- 誤嚥性肺炎においては，肺炎の重症度や全身状態を勘案しつつ，緑膿菌の関与がなさそうであればアンピシリン・スルバクタムやセフメタゾールを，緑膿菌の関与がありそうであればピペラシリン・タゾバクタムなどが用いられる。

①早期VAPに対する治療

薬剤名	投与量	投与間隔
アンピシリン・スルバクタム（ユナシン®-S）	3g	6時間ごと　静注
セフトリアキソン（ロセフィン®）	2g	24時間ごと　静注

②晩期VAPに対する治療

薬剤名	投与量	投与間隔
ピペラシリン・タゾバクタム（ペントシリン®）	4.5g	6時間ごと　静注
セフェピム（マキシピーム®）	1g	8時間ごと　静注

③誤嚥性肺炎に対する治療

薬剤名	投与量	投与間隔
アンピシリン・スルバクタム（ユナシン®-S）	3g	6時間ごと　静注

治療期間

- 院内肺炎であっても，一般的には7～8日間で抗菌薬治療を終了することができる[7]。
- 肺化膿症や膿胸，閉塞性肺炎といった病態に至っているときは，治療期間は長期になる。

引用文献

1) Am J Respir Crit Care Med. 2002；165(7)：867-903.
2) Thorax. 1999；54(10)：867-73.

3) 日本呼吸器学会：成人肺炎診療ガイドライン. 2017.

4) Medicine(Baltimore). 1994;73(4):186-208.

5) Curr Opin Infect Dis. 2013;26(2):140-50.

6) Am J Respir Crit Care Med. 2005;171(4):388-416.

7) Clin Infect Dis. 2011;52(10):1232-40.

（森岡慎一郎）

第2章　術後患者でよくみられる発熱の原因（感染症）

4 尿路感染症（含むCAUTI）

ポイント

- 尿道カテーテルが入っている患者が発熱したときには，カテーテル関連尿路感染症（catheter-associated urinary tract infection：CAUTI）を疑う。
- 尿道カテーテルは抜去もしくは入れ替えてから，尿のグラム染色と培養を提出する。
- CAUTI発症の最大のリスク因子は，長期間のカテーテル留置。不要なカテーテルは抜去する。

臨床症状

- CAUTIを疑う状況は以下の通りである。

　①尿道カテーテル留置中の患者で**尿路感染に一致する症状**がある

　②尿道カテーテル留置中の患者でフォーカスがはっきりしない発熱

尿路感染に一致する症状
発熱，悪寒，意識障害，CVA叩打痛，急性の血尿，下腹部の違和感，カテーテル抜去後の排尿障害，恥骨上の痛みなどだが，カテーテルのない尿路感染症と比べて典型的な症状を呈さないことが多い。

検　査

- 尿道カテーテル抜去もしくは入れ替え後の尿グラム染色と培養。
- 血液培養2セット。

4 尿路感染症（含むCAUTI）　　53

- 採尿方法は，尿道カテーテルを留置して比較的期間が短い場合（2週間以内），入れ替えをせず培養に提出してもよい[1]。

診　断

- カテーテル挿入中または抜去から48時間以内に以下がみられる。
  - ① 尿路感染に一致する症状がある
  - ② ほかにフォーカスがない
  - ③ 1種類以上の菌がカテーテル尿から検出

※膿尿がない場合，CAUTIは否定的。尿道カテーテルの留置刺激によって感染がなくとも尿中に白血球が出現する。

※尿混濁，汚臭だけでは培養提出や治療の判断基準にはならない[2]。

原因微生物

- 起因菌は尿のグラム染色を参考にする。
- 尿グラム染色で陰性桿菌が検出された場合，**大腸菌**と**クレブシエラ**などの腸内細菌科を主な治療対象にする。
- 尿グラム染色で小型の陰性桿菌を認めた場合は，緑膿菌のカバーを検討する。
- 留置して30日以内の短期間の発症であれば単一菌が多い（表1）[3]。30日以上であれば2菌種以上の割合が増加し菌種も多様化する。

治　療

- 尿道カテーテルの抜去もしくは交換＋抗菌薬治療。
- 最初の抗菌薬は，尿グラム染色の結果，各施設のアンチバイオグラムと患者の過去の尿培養のデータを加味して選択する。

表1 CAUTIの原因菌

原因菌	
大腸菌	26.8%
緑膿菌	11.3%
クレブシエラ	11.2%
エンテロコッカス・フェカーリス	7.2%
プロテウス	4.8%
エンテロコッカス・フェシウム	3.1%

(文献3より引用改変)

①尿グラム染色で陰性桿菌が検出された場合

薬剤名	投与量	投与間隔
セフトリアキソン (ロセフィン®)	2g	24時間ごと　静注
セフメタゾール (セフメタゾン®)	1g	6時間ごと　静注

大腸菌の20％以上がESBL (extended-spectrum β-lactamase) 産生菌である施設ではセフメタゾール (セフメタゾン®) を使用する。

薬剤名	投与量	投与間隔
アミノグリコシド (アミカシン硫酸塩)	15mg/kg	24時間ごと　静注

βラクタム系単剤では陰性桿菌のカバーに不安がある場合や緑膿菌のカバーを追加したい場合, アミノグリコシドを併用する。

②尿グラム染色で陽性球菌のみ確認された場合

薬剤名	投与量	投与間隔
アンピシリン（ビクシリン®）	2g	6時間ごと　静注
バンコマイシン（塩酸バンコマイシン）	15〜20mg/kg	12時間ごと　静注

全身状態が落ち着いていればエンテロコッカス・フェカーリスをターゲットにアンピシリン（ビクシリン®）を選択する。全身状態が悪ければペニシリン耐性のエンテロコッカス・フェシウムのカバーを目的にバンコマイシン（塩酸バンコマイシン）を使用する。

③尿グラム染色で陽性球菌と陰性桿菌の両方が確認された場合

薬剤名	投与量	投与間隔
ピペラシリン・タゾバクタム（ゾシン®）＋	4.5g	6時間ごと　静注
バンコマイシン（塩酸バンコマイシン）	15〜20mg/kg	12時間ごと　静注

全身状態が落ち着いていれば，起因菌の頻度が高い陰性桿菌のカバーをする（①に準じて治療）。
敗血症性ショックを呈していれば，ピペラシリン・タゾバクタム（ゾシン®）＋バンコマイシン（塩酸バンコマイシン）を使用する。

● 尿からブドウ球菌や酵母様真菌が検出されても，これらが尿路感染を起こすことは稀である[2]。
● 尿培養の結果によって，狭域の感受性のある抗菌薬に変更する。

治療期間

● カテーテルが抜去ずみで治療に速やかに反応すれば7日間。
● カテーテルが留置されたまま，治療に対する反応が遅れるようなら10〜14日間。

- 上部尿路症状（発熱，CVA叩打痛）がない65歳以下の症例であればカテーテル抜去後3日間[2]。

予　防

- 不要な尿道カテーテルを早期に抜去することが最も重要。
- 抜去できない患者では，ケアバンドルを行う（表2）[4]。
- ケアバンドルで，尿培養の提出率が15%，CAUTIの発症が54%減少する[5]。
- 推奨されていない予防策を表3[1, 2, 6]に示す。

表2　ケアバンドルの例

- 尿道カテーテルの挿入は，手指消毒を行い滅菌器具を用い無菌的に行う
- 閉鎖式尿道カテーテルでは，一連の回路の閉鎖性を維持
- 採尿は採尿ポート（サンプルポート）から行う
- 尿の逆流防止のため，蓄尿袋は患者の膀胱より低い位置に維持
- 蓄尿袋は床に直接接触させない
- 尿を回収・捨てる場合には手袋，エプロンを使用して，前後に手指衛生を実施
- 尿の回収の際，排液口を回収容器に直接接触させない

（文献4より引用改変）

表3　推奨されていない予防策

- 抗菌薬含有尿道カテーテル
- 尿道口の消毒・クリーニング
- 予防的抗菌薬投与
- クランベリー製品
- 尿道カテーテル・ドレーンバッグ洗浄

（文献1，2，6をもとに作成）

引用文献

1) Infect Control Hosp Epidemiol. 2010;31(4):319-26.
2) Clin Infect Dis. 2010;50(5):625-63.
3) Infect Control Hosp Epidemiol. 2013;34(1):1-14.
4) 泌尿器ケア. 2015;20(9):960-3.
5) JAMA Intern Med. 2017;177(8):1154-62.
6) Lancet. 2012;380(9857):1927-35.

(山本泰正)

第2章 術後患者でよくみられる発熱の原因（感染症）

5 クロストリジウム・ディフィシル感染症

※ クロストリジウム・ディフィシル（*Clostridium difficile*）は2016年に分類が変わり，菌名が*Clostridioides difficile*と変更されているが，ここではクロストリジウム・ディフィシルと表記した。

ポイント

● 院内下痢症をみたときには，クロストリジウム・ディフィシル感染症（*Clostridium difficile* infection：CDI）を疑う。

● 無症状の患者にクロストリジウム・ディフィシル（*C. difficile*）の検査をしない。CDI治療後の治療効果判定，隔離解除目的の検査もしない。

● CDIの治療はまず不要な抗菌薬を中止し，脱水や電解質の補正を行い，さらに必要であれば薬物療法を行う。

● 接触感染対策を実施する。アルコール製剤は無効なので流水石鹸による手洗いを行う。

リスク因子

● CDI発症のリスク因子を以下の表1，2に挙げる[1]。

表1 CDI発症のリスク因子（1）

・何らかの抗菌薬	・過去の入院歴
・抗菌薬の数（増えるほどリスク高）	・重症な基礎疾患
・抗菌薬の投与日数（長いほどリスク高）	・腹部手術
・抗菌薬の種類	・経鼻胃管
・プロトンポンプ阻害薬（PPI）およびH$_2$ブロッカー	・入院期間
・患者の年齢（年齢が上がるほどリスク高）	・長期療養施設

（文献1より引用）

5 クロストリジウム・ディフィシル感染症　59

表2 CDI発症のリスク因子（2）

	抗菌薬の種類
高リスク	クリンダマイシン，フルオロキノロン，第2世代以上のセファロスポリン
中リスク	ペニシリン，マクロライド，βラクタマーゼ配合ペニシリン，カルバペネム，バンコマイシン，メトロニダゾール
低リスク	アミノグリコシド，テトラサイクリン，トリメトプリム，スルホンアミド，リファンピシン

(文献1より引用)

臨床症状

● 典型的な症状は**水様下痢，発熱，腹痛**である。

● 下痢は典型的には抗菌薬開始から5～10日後に始まるが，投与終了後8～10週を経て発症することもある。下痢の回数は少量から1日20回を超えることもある。血便は一般的ではない。

● 重症CDIでは**ショック，イレウス，中毒性巨大結腸症**などを呈する。この場合腹痛，腹部膨満が主体で下痢はほとんどみられないことがある。

● **白血球増多**も特徴であり，30,000/μLを超えることもある。入院患者で原因不明の白血球増多を認めたらCDIの可能性を考える。

● 腸管外感染症はCDIの0.6％と非常に稀である。腹腔内，骨盤内感染（63％）や血流感染（28％）などが起こりうる[2]。

院内下痢症について

● 下痢とは1日3回以上の無形便もしくはベースラインに比べ有意な排便回数の増加と定義される[3]。入院時にはなかった下痢が入院3日以上経過して出現した場合，院内下痢症という。

- 院内下痢症は薬剤や経管栄養など非感染性の原因であることも多く，便培養の適応は限られる（表3）[4]。院内発症の急性下痢症の感染性の原因としてはCDIが最も多い。

表3 入院患者で便培養を採取する基準

Modified 3-Day rule
・市中発症（入院72時間以内に発症） ・院内発症（入院72時間を経過して発症）であれば以下のいずれかの場合 　―65歳以上で基礎疾患あり 　―HIV感染 　―好中球減少 　―院内アウトブレイクの疑い ・下痢以外で発症した腸管感染症の疑い

(文献4より引用)

検 査

- *C. difficile*の検査には以下の表4[1, 5]に挙げたようなものがある。

- 一般的にはCDトキシンの検出，グルタミン酸脱水素酵素[glutamate dehydrogenase：GDH（*C. difficile*抗原）]の検出が行われる。

- **トキシン産生株がCDIを起こす**（トキシン非産生株は無症状）が，CDトキシンを検出する迅速検査キットの感度は46〜95%[5]と高くないため，トキシン陰性でもCDIを否定することはできない。

- GDHはトキシン産生・非産生にかかわらず*C. difficile*の存在を示すため，GDH陽性・トキシン陰性のときは①トキシン非産生株，②トキシン産生株だがCDトキシン迅速検査キット偽陰性の両者が考えられる。さらにPCRなどの核酸増幅検査を行うか，もしくは臨床的に判断する。

- *C. difficile*の無症候性の保菌は高齢者施設入所者や入院患者，2歳未満の乳児では一般的である。

表4　各検査の感度・特異度

検　査	感度（%）	特異度（%）	コメント
大腸内視鏡	〜50	100	偽膜所見があれば特異度は高い
CDトキシン迅速検査キット	60〜89 46〜95	93〜99 93〜98	トキシンAのみを検出するものとA/B両方検出するものがある 迅速かつ容易 特異度は高いが感度が低い
GDH（CD抗原）迅速検査キット	71〜100	67〜99	迅速かつ容易 感度はCDトキシン迅速検査キットより高いが分離培養より低い
核酸増幅法（PCR法，LAMP法）	88〜100	88〜97	感度は高いがコストがかかる
分離培養法＋トキシン検出（toxigenic culture）	95〜100	96〜100	感度・特異度ともに高い 結果判定に2〜3日要する

（文献1，5をもとに作成）

- 検査の適応は，①抗菌薬使用後に下痢をしている2歳以上の入院患者，②リスクファクターがなくても，原因不明の下痢が続いている患者，が挙げられる。**無症状者は検査しない**。検査は1回の下痢エピソードについて1回のみでよく，複数回の検査は検出率を上げない[1]。

- CDトキシンが一度陽性になった後は陽性が持続するため，治療効果判定，隔離解除陰性確認のための検査は行わない。

診　断

- 下痢症状のある患者でトキシン産生の *C. difficile* の存在があれば CDI と診断される。

治　療

- 無症状の *C. difficile* 保菌者は治療しない。CDI 患者のみ治療する。
- まず，**投与している抗菌薬があれば見直し**，中止可能であれば中止する。20〜25％は誘因となった抗菌薬の中止のみで改善する。
- 脱水，電解質異常があれば**補液**で補正する。
- **薬物療法**は重症度，初回発症か再発かによって異なる。
- 重症度の判定基準と治療薬の選択については複数のガイドラインが存在するが，国内で参考にされることが多い米国感染症学会（IDSA）と米国医療疫学学会（SHEA）合同のガイドライン（2017年 update）によるもの[6]を表5，6に示した。

表5　CDIの治療（初回）

非重症（WBC＜15,000/μL かつ血清Cr＜1.5mg/dL）
バンコマイシン 1回125mg 1日4回，10日間 メトロニダゾール 1回500mg 1日3回，10日間 フィダキソマイシン（ダフクリア®）1回200mg 1日2回，10日間
重症（WBC＜15,000/μL または血清Cr＜1.5mg/dL）
バンコマイシン 1回125mg 1日4回，10日間 フィダキソマイシン（ダフクリア®）1回200mg 1日2回，10日間
劇症（血圧低下，ショック，イレウス，巨大結腸）
バンコマイシン 1回500mg 1日4回，経口または注腸， ＋メトロニダゾール 1回500mg 8時間ごと，静注

（文献6より引用）

表6　CDIの治療（再発時）

初回再発	・初回治療がメトロニダゾールならバンコマイシン，バンコマイシンならフィダキソマイシン（ダフクリア®）を初回治療と同様のレジメンで行う。もしくは， ・バンコマイシンパルス漸減療法 　例：バンコマイシン125mg 1日4回，10〜14日 　　　　　　　　　 125mg 1日2回，1週間 　　　　　　　　　 125mg 1日1回，1週間 　　　　　　　　　 125mg 2〜3日ごと，2〜8週間
2回目以降	・バンコマイシンパルス漸減療法 ・バンコマイシン・リファキシミン 　バンコマイシン 125mg 1日4回，経口，10日間　の後 　リファキシミン 400mg 1日3回，20日間 ・フィダキソマイシン（ダフクリア®）200mg 1日2回，10日間 ・糞便移植療法

(文献6より引用)

- バンコマイシンは血管内から腸管へは分泌されないため，静注では用いず，経口・経管・注腸で投与する。
- 2017年のIDSA／SHEAガイドラインでは，以前の版（2010年）では非重症例で第一選択薬であったメトロニダゾールが，再発リスクがやや高いことと末梢神経障害の観点から，バンコマイシン・フィダキソマイシン（ダフクリア®）が使用できないときの代替薬と位置づけられた。
- 日本では欧米で流行しているBI／NAP1／027株の頻度は低い[7]ため，当科ではメトロニダゾールを第一選択薬としている。
- システマティックレビューでは，メトロニダゾールによる末梢神経障害は可逆性であり，少ない投与量（総投与量42g未満）では起こりにくい[8]と報告されている。

感染対策

- 接触感染で伝播するため，速やかに**個室隔離および接触感染予防策**を開始する。検査の偽陰性を考慮すると，原因不明の院内下痢症を認めたら**検査結果を待たずに感染対策を開始**することが望ましい。
- アルコール製剤は*C. difficile*の芽胞に無効であるため，手指衛生は**流水石鹸による手洗い**を行う。
- 接触感染予防策の解除時期については，下痢症状が消失したら[1]，下痢症状消失後48時間経過したら[6, 9]など複数の見解がある。

引用文献

1) Gerding DN, et al:Clostridium difficile Infection. Mandell, Douglas, and Bennett's Principles and Practice of Infectious Diseases. 8th ed. Bennett, JE, et al, ed. Saunders, 2015, p2744-56.
2) Mayo Clin Proc. 2014;89(11):1525-36.
3) Clin Infect Dis. 2012;55(7):982-9.
4) JAMA. 2001;285(3):313-9.
5) 細川直登，編:感度と特異度からひもとく感染症診療のDecision Making. 文光堂, 2012.
6) Clin Infect Dis. 2018;66(7):e1-48.
7) Antimicrob Resist Infect Control. 2013;2(1):21.
8) Int J Antimicrob Agents. 2018;51(3):319-25.
9) World J Emerg Surg. 2015;10:38.

（明貝路子）

第3章

術後患者でよくみられる
発熱の原因（非感染症）

第3章 術後患者でよくみられる発熱の原因（非感染症）

①結晶性関節炎（痛風／偽痛風）

ポイント

- 痛風は尿酸結晶，偽痛風はピロリン酸カルシウム結晶が原因で起こる関節炎。
- 結晶性関節炎は離床遅延，在院日数の延長につながるため早期発見・早期治療が必要。
- 化膿性関節炎は稀だが，重篤な疾患であるため常に念頭に置く。

頻度とリスク因子

- 特に**術後2～7日**でみられる［第1章②「術後患者の発熱の診断アプローチ」（p9）を参照］[1, 2]。
- 既往がある患者は手術ストレスが誘因となり術後に急性増悪する可能性がある[1~5]。
- 痛風は**中高年の男性**に多い（女性よりも2～6倍多い）[6]（**表1**）[3]。
- 偽痛風は**高齢者**に多い。60歳未満では稀（罹患率は60歳を超えると10年ごとに倍増する）[5]（**表2**）。

表1 痛風発作のリスク因子

- がん手術
- 術前尿酸値≧9mg/dL
- コルヒチン予防内服なし

（文献3より引用）

68 第3章 術後患者でよくみられる発熱の原因（非感染症）

表2　偽痛風発作のリスク因子

- 高齢 (60歳未満では稀)
- 変形性関節症
- 副甲状腺機能亢進症
- ヘモクロマトーシス
- 低マグネシウム血症
- 急性疾患
- 関節外傷
- 副甲状腺摘出術後
- 股関節部骨折の修復術後　など

(文献5より引用)

臨床症状

- 発赤, 腫脹, 熱感, 疼痛を伴う**単関節炎**。複数関節を侵すこともある。
- 痛風発作はほとんどが**下肢**。特に**第一中足趾節関節 (MTP関節)** に好発[4]。
- 偽痛風発作は, **膝, 手**が多い。MTP関節は稀 (痛風と好発部位が異なる)[5]。

検　査

a. **関節液検査** (白血球数・分画, グラム染色, 培養, 結晶) (表3)[7]

- 身体診察のみで診断することは難しいため鑑別診断のために必ず関節液検査を行う。
- 化膿性関節炎は稀だが重篤な疾患であるため必ずグラム染色と培養を行い, 否定する。

b. **単純X線写真** (偽痛風では軟骨石灰化。ただし, これのみで診断しない。関節炎のない患者でもみられる) (図1)

表3 関節液検査

	色	透明度	粘稠度	白血球数（/mm^3）	多核白血球数（%）	グラム染色	培養	結晶
正常	無色	透明	高い	<200	<25	陰性	陰性	陰性
結晶性関節炎	黄色	軽度混濁	低い	2,000〜100,000	>50	陰性	陰性	陽性
化膿性関節炎	黄色〜緑色	混濁	非常に低い	>50,000（>100,000であればより特異的）	>75	陽性（29〜65%）	陽性（75〜95%）	陰性

(文献7より引用改変)

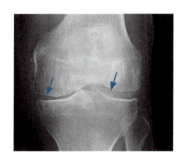

図1 軟骨の石灰化
矢印は軟骨の石灰化

治療

- 痛風，偽痛風ともに治療手段としては主に**非ステロイド性抗炎症薬（NSAIDs）**，**コルヒチン**，**副腎皮質ステロイド**の3つがある[5, 6, 8〜10]。
- NSAIDs，コルヒチンが使いづらい症例では**副腎皮質ステロイド**の使用を検討する。
- 罹患関節が1，2関節で，感染が否定できていれば**副腎皮質ステロイドの関節内投与**も有効（特にコルヒチン，NSAIDsが使いづらい高齢者）[6, 8〜10]。

① NSAIDs[5, 6, 8~10)]

薬剤名	投与量	投与間隔
ナプロキセン （ナイキサン®）	500mg/回	1日2回
インドメタシン （インテバン®）	50mg/回	1日3回

※腎障害，心血管疾患，胃腸障害がある場合には投与を避ける。

② コルヒチン[5, 6, 8~10)]

薬剤名	投与量	投与間隔
コルヒチン （コルヒチン）	1mg	1mg内服後，1時間後に0.5mg その後12~24時間後に0.5mgを1日3回

※1：副作用は胃腸系の症状（下痢，嘔吐，腹痛など）。
※2：腎障害や肝障害がある場合には投与を避ける。
※3：cytochrome P450 3A4阻害薬（エリスロマイシン，シクロスポリン，ジルチアゼム，フルコナゾールなど）を内服時はコルヒチンの毒性が高くなるため注意する。

③ 副腎皮質ステロイド[5, 6, 8~10)]

薬剤名	投与量	投与間隔
プレドニゾロン （プレドニン®）	0.5mg/kg/日	1日1回，5~10日間

治療期間

● 炎症が改善するまで投与する（通常2，3日）[5, 6, 9)]。

引用文献

1) Hosp Med Clin. 2012;1(4):e457-70.
2) Evaluation of postoperative fever. BMJ Best Practice, 2018.
   [http://bestpractice.bmj.com/topics/en-us/898]
3) Am Surg. 1995;61(1):56-9.
4) Ann Rheum Dis. 2008;67(9):1271-5.
5) N Engl J Med. 2016;374(26):2575-84.
6) Lancet. 2016;388(10055):2039-52.
7) Am Fam Physician. 2011;84(6):653-60.
8) 日本痛風・核酸代謝学会ガイドライン改訂委員会, 編:高尿酸血症・痛風の治療ガイドライン. 第2版. メディカルレビュー社, 2010.
9) Arthritis Care Res (Hoboken). 2012;64(10):1447-61.
10) Ann Rheum Dis. 2011;70(4):571-5.

（伊東直哉）

第3章　術後患者でよくみられる発熱の原因（非感染症）

② 薬剤熱

ポイント

● 薬剤熱は注意深く身体診察と検査を行っても熱源がはっきりせず，薬剤の開始で発熱し，中止で解熱する病態である[1]。

● 周術期には多数の薬剤が使用されるため，薬剤熱がしばしば起こる。

● 薬剤熱の診断は除外診断である。

● 薬剤と発熱の関係性に気づかれないと過剰検査，不要な治療と入院期間の延長につながる。

頻度とリスク因子

● 入院患者の薬剤の副作用発生率は10〜15％で，うち発熱のみは3〜5％[2]。

● 薬剤熱は主に**術後2〜7日，1〜4週**でみられる［第1章② 「術後患者の発熱の診断アプローチ」（p9）を参照］[3, 4]。

● 発熱は原因薬剤の投与から**7〜10日（約8日）**で起こる[4, 5]。

● あらゆる薬剤が原因となるが**抗菌薬**（特に**ペニシリン系，セフェム系**）によるものが多い（**表1**）[6, 7]。

● **表2**に薬剤熱の報告がある薬剤を示す[2]。

症　状

● 発熱の割に元気であることが多い。

● 皮疹（約20％のみ）[1]。

② 薬剤熱　73

表1 薬剤熱の原因薬剤別頻度

高頻度 (Common)	アトロピン，アムホテリシンB，アスパラギナーゼ，バルビツレート，ブレオマイシン，メチルドパ，ペニシリン，**セファロスポリン**，フェニトイン，プロカインアミド，キニジン，サリチル酸，サルファ剤，インターフェロン
中等度 (Less Common)	アロプリノール，アザチオプリン，シメチジン，ヒドララジン，イソニアジド，リファンピシン，ストレプトマイシン，イミペネム，バンコマイシン，ニフェジピン，NSAIDs，メトクロプラミド
稀 (Rare)	サリチル酸（治療量），副腎皮質ステロイド，アミノグリコシド，マクロライド，テトラサイクリン，クリンダマイシン，クロラムフェニコール，ビタミン剤

(文献6, 7をもとに作成)

- 比較的徐脈（38.9℃で脈拍≦120回/分，約10%）[1]。

検　査

- ①血液培養，②胸部X線写真，③尿検査・培養（いずれも他疾患の除外のため）。
- 検査所見は非特異的なものが多いが以下がみられることがある。
  1) 好酸球増多（≦20%）[1]
  2) 赤沈亢進（通常40～60mm/時間）[7~9]
  3) 肝機能障害（正常上限値の2倍以上となることは稀）[7~9]
  4) LDH上昇（約50%）[10]

診断・治療

- 被疑薬の中止で解熱するかどうかで診断する。
- 薬剤中止後，通常48～72時間で解熱する[2]。

表2 薬剤熱の報告がある薬剤

抗微生物薬	アシクロビル，アムホテリシンB，オーレオマイシン，デクロマイシン，フラダンチン，エリスロマイシン，イソニアジド，ミノサイクリン，ニトロフラトニン，ノボビオシン，リファンピシン，ストレプトマイシン，オキシテトラサイクリン，テトラサイクリン，ST合剤，バンコマイシン
ペニシリン系	アンピシリン，カルベニシリン，クロキサシリン，メズロシリン，ナフシリン，オキサシリン，ペニシリン，ピペラシリン，スタフシリン，チカルシリン
セフェム系	セファゾリン，セフォタキシム，セフタジジム，セファレキシン，セファロチン
抗がん剤	6-メルカプトプリン，ブレオマイシン，クロラムブシル，シスプラチン，シトシンアラビノシド，ダウノルビシン，ヒドロキシウレア，インターフェロン，L-アスパラギナーゼ，プロカルバジン，ストレプトゾシン，ビンクリスチン
循環器薬	クロフィブラート，ジルチアゼム，ドブタミン，フロセミド，ヘパリン，ヒドロクロロチアジド，メチルドパ，オクスプレノロール，プロカインアミド，キニジンとキニーネ，トリアムテレン
免疫抑制薬	アザチオプリン，エベロリムス，ミコフェノール酸モフェチル，シロリムス
NSAIDs	イブプロフェン，ナプロキセン，トルメチン
交感神経作用薬と幻覚薬	アンフェタミン，リセルグ酸アミド，3,4-メチレンジオキシメタンフェタミン（MDMA）
抗痙攣薬	カルバマゼピン，フェニトイン
抗うつ薬	ドキセピン，ノミフェンシン
その他	アロプリノール，シメチジン，葉酸，ヨウ化物，メベンダゾール，メトクロプラミド，プロピルチオウラシル，プロスタグランジンE_2，リトドリン，スルファサラジン，テオフィリン，チロキシン

（文献2より引用）

● 皮疹を伴う場合や薬剤の除去率が悪い場合は改善が遅れる[2]。

引用文献

1) Ann Intern Med. 1987;106(5):728-33.
2) Pharmacotherapy. 2010;30(1):57-69.
3) Hosp Med Clin. 2012;1(4):e457-70.
4) Evaluation of postoperative fever. BMJ Best Practice, 2018.
   [http://bestpractice.bmj.com/topics/en-us/898]
5) Am J Med Sci. 1987;294(4):275-86.
6) Drug Saf. 2012;35(9):759-67.
7) Infect Dis Clin North Am. 1996;10(1):85-91.
8) Med Clin North Am. 2001;85(1):149-85.
9) Drug Intell Clin Pharm. 1986;20(6):413-20.
10) Tohoku J Exp Med. 1989;159(1):45-56.

(伊東直哉)

第 4 章

手術別の感染症

第4章 手術別の感染症

1 一般外科
① 胃手術における感染症

ポイント

- 胃手術の三大合併症は，①出血，②縫合不全，③膵液漏である。感染症領域では，主に②による**腹膜炎と腹腔内膿瘍**，③の**感染合併と膿瘍形成**が問題となる。
- 下部消化管の感染症とは原因となる微生物が異なる。
- 汎発性腹膜炎またはドレナージ困難であれば再手術を検討する。安定している患者ではまず保存的に加療する。
- 病因によって起因菌が異なるため，できる限り抗菌薬開始前に検体採取を行い，原因微生物を同定する。
- 腸球菌とカンジダのルーチンのカバーは不要である。

頻度とリスク因子

- 胃がん術後の縫合不全は1.1〜2.5％の患者でみられる[1〜3]。
- 膵周囲のリンパ節郭清を伴う胃がん手術では，4.3〜18％の患者で膵液漏がみられる[4]。
- 縫合不全のリスク因子を表1[1〜3, 5, 6]に示す。
- 膵液漏のリスク因子としては，**内臓脂肪量過多**がある[7]。
- 膵液漏自体が膿瘍のリスク因子となる[8]。

表1　縫合不全のリスク因子

患者因子	高齢者，男性，心疾患・肝硬変・低栄養などの合併症
疾患因子	切除ライン上のがんの浸潤，十二指腸壁の炎症
手術因子	十二指腸断端の不十分な縫合，ステープラーによる断端部位の手縫いによる補強の欠如，脈管切除，局所の血腫，不適切なドレーン留置，電気凝固による十二指腸壁の熱傷，術後のNSAIDsの使用

(文献1〜3, 5, 6をもとに作成)

症状・検査

a. 縫合不全

● 縫合不全は通常，**遅発性**で**術後5〜7日**でみられる[1, 2]。

● 縫合不全は軽症（マイナーリーク）から重度（メジャーリーク）のものがある。

● リークの程度にもよるが腹痛，発熱，頻脈，低血圧，白血球上昇などを認める。

● 十二指腸断端にドレーンを留置している患者では，排液量の増加や排液が胆汁もしくは血性となる。食事が始まっていれば食物残渣を認める。

● 周術期死亡率は約10％程度であるが[1, 2, 9]，再手術を要する患者の死亡率は約30％と高い[10]。

b. 膵液漏

● 適切にドレナージされていれば症状は目立たない。ドレナージされない膵液漏によって，発熱，白血球上昇，腹痛が起こり，化学的な腹膜炎および膿瘍形成をきたす[11]。

● 膵液漏のドレーン性状はワインレッド色であるが，感染を合併する

と混濁する。

● 膵液漏は，ドレーン排液量にかかわらず血清アミラーゼ値の3倍以上の排液アミラーゼ値が術後3日以上持続することと定義される[12]。

原因微生物

a. 縫合不全（腹膜炎・膿瘍）

● 胃・十二指腸の微生物は，下部消化管とは異なる（表2）[13]。

● 主に口腔内の常在菌叢が原因となる。

● 下部消化管に比較して，真菌の検出率が高く，逆にグラム陰性菌の検出率が低い。

表2 消化管穿孔時の腹水培養

	胃十二指腸	小 腸	大 腸	虫 垂
好気性グラム陰性菌	20.5%	46.3%	68.6%	77.8%
グラム陽性菌	38.5%	43.9%	50.0%	33.3%
嫌気性菌	15.4%	41.5%	49.0%	77.8%
酵 母	41.0%	34.1%	11.8%	0%

（文献13より引用）

b. 膵液漏の感染・膿瘍形成

● 膵液自体は基本的に無菌。

● 縫合不全に伴う上記の菌の感染や外因性の黄色ブドウ球菌の汚染によって感染を生じる。

治　療

- 循環動態が不安定でコントロールできない症例（特に汎発性腹膜炎）は緊急手術の適応である。

- 治療で最も大切なことは**ドレナージ**によるソースコントロールである。

- 治療期間が長くなる場合が多いため，できる限り抗菌薬開始前に検体採取を行い原因微生物を同定する。

- 培養結果を参照して，感受性に問題がなければ抗菌薬の de-escalation を行う。

- **過去に長い入院既往（5日以上），重症（APACHE II スコア 15以上），過去の抗菌薬曝露（2日以上）**があるような医療関連腹腔内感染症の要素が強い患者では耐性菌のリスクが高まるため[14]，広域抗菌薬（例：ピペラシリン・タゾバクタム）を選択する。そうでなければ，狭域抗菌薬（例：アンピシリン・スルバクタム，セフメタゾール）の投与を行う。

a. 縫合不全（腹膜炎・膿瘍）

- 主に口腔内の常在菌叢をターゲットにする。腸内細菌科のグラム陰性桿菌と嫌気性菌の関与する頻度は下部消化管感染症よりも低い。

- エンピリックに腸球菌やカンジダをカバーする必要はないが，腹膜炎が遷延した場合や免疫不全患者における腹膜炎では原因菌となる場合がある［第4章①②「結腸・直腸手術における感染症」の「治療」「a. 縫合不全（腹膜炎・腹腔内膿瘍）」（p88）を参照］[14, 15]。

- 腸球菌のカバーには議論がある。しばしばその他の菌とともに検出されるが，腸球菌の治療をしても予後は変わらなかったとする報告がある[13]。重症例，弁膜症，人工弁のある患者では考慮する。治療

する場合の経験的治療は，*Enterococcus faecalis*をターゲットとする[15]。

●カンジダは，重症例において腹水から検出された場合にカバーを考慮する[14, 15]。

①初期治療

薬剤名	投与量	投与間隔
アンピシリン・スルバクタム（ユナシン®-S）	3g	6時間ごと　静注

薬剤名	投与量	投与間隔
セフメタゾール（セフメタゾン®）	1g	6時間ごと　静注

②医療関連感染症の要素が強い，重症例

薬剤名	投与量	投与間隔
ピペラシリン・タゾバクタム（ゾシン®）	4.5g	6時間ごと　静注

- グラム陰性桿菌のスペクトラムを広域化することと腸球菌 (*E. faecalis*) のカバーを目的。
- ピペラシリン・タゾバクタムは一例で，グラム陰性桿菌の経験的治療は各施設のアンチバイオグラムを参照して選択する。

③カンジダのカバーを要するとき

薬剤名	投与量	投与間隔
ミカファンギン（ファンガード®）	100mg/回	24時間ごと　静注

- カンジダ血症が確定した場合には眼内炎の評価のために眼科コンサルトを行う。
- 眼内炎があれば，ミカファンギンは眼内への移行が不良のため他剤への変更を検討する。
- ただし腹腔内感染症が原因でカンジダ血症を起こすことは稀 (約10％)[16]。

b. 膵液漏の感染・膿瘍形成

- 病因により原因となる微生物が異なるため，特にエンピリック治療は検体の塗抹結果を参照してから行う。
- 縫合不全を原因とする膵液漏の感染が疑われれば（通常複数菌），上記の治療を参考にする。

塗抹でブドウ球菌を認めた場合

薬剤名	投与量	投与間隔
バンコマイシン （塩酸バンコマイシン）	15〜20mg/kg （実際の体重を用いる）	12時間ごと　静注

治療期間

- 感染巣の十分なコントロールができていれば，抗菌薬治療期間は4〜7日間でよい[15]。
- ドレナージ困難の腹腔内膿瘍およびドレナージ後も膿瘍が残存する症例の治療は最低3〜4週行う[17〜19]。
- 内服への変更は2週間を目安に静注療法を行った後に検討する[20]。

引用文献

1) Hepatogastroenterology. 2014;61(133):1446-53.
2) J Gastrointest Surg. 2010;14(5):805-11.
3) Gastric Cancer. 2014;17(4):733-44.
4) Ann Surg Oncol. 2012;19(1):115-21.
5) World J Gastroenterol. 2015;21(24):7571-6.
6) Int J Colorectal Dis. 2011;26(12):1501-9.
7) Gastric Cancer. 2012;15(2):206-12.
8) Surg Today. 2014;44(11):2138-45.

9) Langenbecks Arch Surg. 2012;397(8):1243-9.

10) Súrgeon. 2013;11(3):158-64.

11) Surg Clin North Am. 2001;81(3):647-50.

12) Surgery. 2005;138(1):8-13.

13) Infection. 2009;37(6):522-7.

14) Can J Infect Dis Med Microbiol. 2010;21(1):11-37.

15) Clin Infect Dis. 2010;50(2):133-64.

16) Intensive Care Med. 2015;41(9):1601-10.

17) Clin Infect Dis. 1996;23(3):592-603.

18) Dis Colon Rectum. 2006;49(2):183-9.

19) Zhonghua Minguo Xiao Er Ke Yi Xue Hui Za Zhi. 1998;39(5):301-5.

20) Nottingham University Hospitals Antibiotic Guidelines Committee. Guideline for the intravenous to oral switch of antibiotic therapy. 2010. [http://mikrobiologie.lf3.cuni.cz/nottces/Full%20Guidelines/iv%20 switch%20policyupdate%20dec08_final.pdf]

（伊東直哉）

第4章　手術別の感染症

① 一般外科
②結腸・直腸手術における感染症

ポイント

● 下部消化管手術の主な合併症には，①創感染，②縫合不全，③腹腔内膿瘍，④イレウスがある。感染症領域では，①〜③による**腹膜炎**が問題となる。

● 汎発性腹膜炎またはドレナージ困難であれば再手術を検討する。安定している患者では保存療法を選択する。

● 上部消化管の感染症と比較して，下部消化管の感染症は**腸内細菌科などの好気性グラム陰性桿菌と嫌気性菌**による感染が主である。

● 腸球菌とカンジダのルーチンのカバーは不要である。

● 二次性腹膜炎に対して適切な治療を行ったにもかかわらず，持続または再発する場合は**三次性腹膜炎**を検討する。

頻度とリスク因子

a. 縫合不全・腹腔内膿瘍

● 合併症の頻度は直腸がん＞結腸がん。直腸がんは低位になるほど頻度が高い[1]。

● 下部消化管手術後の創感染は8〜10％，縫合不全は4.4〜14％，腹腔内膿瘍は約5％で生じる[1, 2]。

● 縫合不全のリスク因子を表1[3〜6]に示す。

表1　縫合不全のリスク因子

患者因子	男性，肥満，低栄養，ステロイド，喫煙，飲酒，白血球増加，心血管疾患，ASAスコア，憩室炎
疾患因子	術前の放射線治療，下部直腸，腫瘍径
手術因子	低位吻合，手術時間＞2時間，腸閉塞，吻合部の血流障害，周術期の輸血，手術中の敗血症

(文献3〜6をもとに作成)

b. 三次性腹膜炎

- 三次性腹膜炎は消化管穿孔や術後縫合不全などによる二次性腹膜炎に対して適切な治療後も持続する腹膜炎，または適切な治療後48時間以降に再発する腹膜炎と定義される[7]。
- 腹膜炎で手術を受けた57％で三次性腹膜炎を発症した報告がある[8]。
- **重症患者，免疫不全患者**に多い[9]。
- 広域抗菌薬の先行投与や宿主の防御機構低下が誘引となる[10]。

症状・検査

a. 縫合不全（腹膜炎・腹腔内膿瘍）

- 縫合不全は主に術後1カ月までのいずれの期間においても発症しうる。
- 診断のタイミングは二峰性（通常，術後約1週間目と2週間目）[6]。
- 早期の縫合不全は**汎発性腹膜炎**をきたしやすい。
- 晩期の縫合不全では**腹腔内膿瘍・限局性腹膜炎**を呈することが多い。
- Minor leakの縫合不全は腹腔内膿瘍の前段階となる。
- 腹痛，発熱，頻脈，低血圧，白血球上昇，腹水貯留などを認める[6]。
- 吻合部にドレーンを留置している患者では，排液量の増加や排液が

便汁や血性もしくは膿性となる。

●発熱のみで局所所見がはっきりしないことも多い。疑った際には画像検査・腹水穿刺を行う。

●術後経過に問題がない患者は早期に退院するため，しばしば退院後に診断される。

b. 三次性腹膜炎

●二次性腹膜炎からの移行がほとんどである。

●以下を参考に診断する。

①術後も臨床的に改善がなく敗血症の状態

②血液培養が陽性

③腹水培養で持続的に検出（単一菌，もしくは他菌に比べて優位）され，腹水のグラム染色でも優位に存在

●三次性腹膜炎の血液培養陽性率は30％以上と高い[9]。

●膿瘍形成がなく，フィブリンや膿を含まない透明か軽度の濁った滲出液のみであることも多い[11]。

原因微生物 ──────────

a. 縫合不全 (腹膜炎・腹腔内膿瘍)

●下部消化管の感染症は腸内細菌科などの好気性グラム陰性菌と嫌気性菌による感染が主 (表2)[12]。

●外因性の黄色ブドウ球菌の汚染も原因となる。

表2 消化管穿孔時の腹水培養

	胃十二指腸	小 腸	大 腸	虫 垂
好気性グラム陰性菌	20.5%	46.3%	68.6%	77.8%
グラム陽性菌	38.5%	43.9%	50.0%	33.3%
嫌気性菌	15.4%	41.5%	49.0%	77.8%
酵 母	41.0%	34.1%	11.8%	0%

(文献12より引用)

b. 三次性腹膜炎

●二次性腹膜炎と異なり病原性の低い微生物が原因菌となりやすい (表3)[10]。

表3 三次性腹膜炎の原因菌

	二次性腹膜炎	三次性腹膜炎
グラム陰性桿菌	大腸菌　　　　　32〜61% エンテロバクター　8〜26% クレブシエラ　　　6〜26% プロテウス　　　　4〜23%	シュードモナス エンテロバクター アシネトバクター
グラム陽性球菌	腸球菌　　　　　18〜24% レンサ球菌　　　6〜55% ブドウ球菌　　　6〜16%	腸球菌 コアグラーゼ陰性ブドウ球菌
嫌気性菌	バクテロイデス　25〜80% クロストリジウム　5〜18%	
真 菌	2〜15%	カンジダ

(文献10をもとに作成)

治 療

a. 縫合不全 (腹膜炎・腹腔内膿瘍)

●汎発性腹膜炎が明らかであれば速やかに外科的処置を行う。

- 治療で最も大切なことはドレナージによるソースコントロールである。
- できる限り抗菌薬開始前に検体採取を行い，原因微生物を同定する。
- **過去に長い入院既往（5日以上），重症（APACHE Ⅱ スコア 15以上），過去の抗菌薬曝露（2日以上）**があるような医療関連腹腔内感染症の要素が強い患者では耐性菌のリスクが高まるため[13]，広域抗菌薬（例：ピペラシリン・タゾバクタム）を選択する。そうでなければ，狭域抗菌薬（例：セフメタゾール）の投与を行う。
- 大腸菌に対するアンピシリン・スルバクタムの感受性が全国的に低下してきているため初期治療での使用は避ける。
- ESBL（extended-spectrum β-lactamase）産生菌（特に大腸菌）の検出頻度が全国的に増加してきているが，カルバペネム以外の抗菌薬では通常，ピペラシリン・タゾバクタム，セフメタゾールも有効である。
- バクテロイデスに対するクリンダマイシンの感受性も全国的に低下してきているため，重症例でのエンピリックでの使用は避ける[14]。
- 通常，エンピリックに腸球菌やカンジダをカバーする必要はないが，腹膜炎が遷延した場合や免疫不全患者における腹膜炎では原因菌となる場合がある[13, 15]。
- 腸球菌のカバーには議論がある。しばしばその他の菌と検出されるが，腸球菌の治療をしても予後は変わらなかったとする報告がある[12]。重症例，弁膜症，人工弁のある患者では考慮する。治療する場合の経験的治療は，*Enterococcus faecalis* をターゲットとする[15]。
- カンジダは，重症例において腹水から検出された場合にカバーを考慮する[13, 15]。

① 初期治療

薬剤名	投与量	投与間隔
セフメタゾール (セフメタゾン®)	1g	6時間ごと　静注

② 医療関連感染症の要素が強い, 重症例

薬剤名	投与量	投与間隔
ピペラシリン・タゾバクタム (ゾシン®)	4.5g	6時間ごと　静注

- グラム陰性桿菌のスペクトラムを広域化することと腸球菌 (E. faecalis) のカバーを目的。
- ピペラシリン・タゾバクタムは一例で, グラム陰性桿菌の経験的治療は各施設のアンチバイオグラムを参照して選択する。

③ カンジダのカバーを要するとき

薬剤名	投与量	投与間隔
ミカファンギン (ファンガード®)	100mg/回	24時間ごと　静注

- カンジダ血症が確定した場合には眼内炎の評価のために眼科コンサルトを行う。
- 眼内炎があれば, ミカファンギンは眼内への移行が不良のため他剤への変更を検討する。
- 腹腔内感染症が原因でカンジダ血症を起こすことは稀 (約10%) [16]。

b. 三次性腹膜炎

- 腹水およびドレーンのグラム染色および培養結果にあわせて治療を行う。

治療期間

a. 縫合不全 (腹膜炎・腹腔内膿瘍)

- 感染巣の十分なコントロールができていれば, 抗菌薬治療期間は4〜7日間でよい。

- ただし，ドレナージ困難の腹腔内膿瘍およびドレナージ後も膿瘍が残存する症例の治療は**最低3～4週**行う。
- 内服への変更は2週間を目安に静注療法を行った後に検討する[17]。
- ESBL産生菌が検出された際の内服薬への変更が難しいことも多いが，感受性があればアモキシシリン・クラブラン酸（オーグメンチン®），ST合剤（バクタ®），レボフロキサシン（クラビット®）は選択肢になる。

b. 三次性腹膜炎

- 明確な治療期間のコンセンサスは存在しない。
- 以下の臨床経過を指標として治療期間を判断する。

　① 発熱などの臨床症状が消失

　② 白血球数が正常化

　③ 消化管機能が正常に回復（例：食事ができる）

　④ ドレナージ排液のグラム染色で菌量の低下を確認

- 治療期間は長くなることも多く，3～4週治療することも多い。

引用文献

1) Ann Surg. 2013;258(2):283-8.
2) Am Surg. 1995;61(5):460-3.
3) Colorectal Dis. 2005;7(1):51-7.
4) Colorectal Dis. 2004;6(6):462-9.
5) Am J Surg. 2008;196(4):592-8.
6) J Am Coll Surg. 2009;208(2):269-78.
7) Crit Care Med. 2005;33(7):1538-48.
8) Langenbecks Arch Surg. 2009;394(2):265-71.
9) Am Surg. 2000;66(2):157-61.
10) Crit Care Med. 2003;31(8):2228-37.

11) Surg Clin North Am. 2006;86(6):1323-49.

12) Infection. 2009;37(6):522-7.

13) Can J Infect Dis Med Microbiol. 2010;21(1):11-37.

14) J Infect Chemother. 2012;18(6):816-26.

15) Clin Infect Dis. 2010;50(2):133-64.

16) Intensive Care Med. 2015;41(9):1601-10.

17) Nottingham University Hospitals Antibiotic Guidelines Committee. Guideline for the intravenous to oral switch of antibiotic therapy. 2010. [http://mikrobiologie.lf3.cuni.cz/nottces/Full%20Guidelines/iv%20 switch%20policyupdate%20dec08_final.pdf]

(伊東直哉)

直腸手術後感染症

　大腸外科領域において最も恐ろしい感染は何でしょうか。私は臓器SSIである縫合不全が最も恐ろしいと感じています。特に大腸は細菌量が非常に多く、いったん腹腔内に便汁が漏出すると容易に汎発性腹膜炎や敗血症になってしまいます。縫合不全は重症になりやすいため必ず鑑別診断に入れる必要がありますが、縫合不全ばかりに意識が集中してしまうと思いもよらない感染が生じている可能性があります。そのため順序だてて検査、診断を行うことが必要です。私の体験した術後感染症例を紹介いたします。

　私が初めて術者として行った腹腔鏡下低位前方切除術での出来事です。直腸手術の初執刀例で緊張はピークでしたが、なんとか腸管切離、再建までたどりつき手術を終えました。手術後はいつ合併症が起こるかとビクビクしていたのを覚えています。手術後の経過は順調で、食事を開始しドレーンも抜去して退院を検討していました。

　しかし、術後5日目の朝、突然40℃の発熱が出現しました。腹部症状は乏しかったのですが、術後日数なども考慮すると臨床的には縫合不全が最も疑わしい状況です。造影CT撮影を行いましたが、縫合不全を疑う液体貯留やairはみられませんでした。

　血液培養を2セット提出したところ陰性桿菌が検出されたので、マイナーリークによる敗血症と診断しました。原因菌としては腸内細菌を第一に考え、嫌気性菌もカバーできるピペラシリン・タゾバクタムの投与を開始しました。腹部症状の悪化はありませんでしたが、熱は一向に下がらず全身状態は悪化していきました。そこで抗菌薬

をメロペネムに変更したところ，徐々に解熱が得られました。

　抗菌薬変更を行ったあと返ってきた血液培養の同定結果は *Acinetobacter* でした。そうです，今回の感染源は末梢カテーテルだったのです。薬剤感受性はピペラシリン・タゾバクタム耐性菌でした。今回の症例では縫合不全しか感染原因として考えておらず，感染経路を正しく判断できなかったことと，抗菌薬選択の間違いが重なり重症化をきたしてしまいました。

　外科医にとって縫合不全は起きてほしくない合併症です。しかし術後感染症として，縫合不全のみを感染源として考えていては本症例のような経過をたどることもあります。感染症が発生したときは全身検索（診察）を行い，感染源を同定したあと適切な抗菌薬選択を行うことが，感染症治療の基本であり最も重要な根幹であると痛感いたしました。

（大木悠輔）

第4章 手術別の感染症

1 一般外科
③肝胆膵脾手術における感染症

ポイント

●肝胆膵脾外科手術を要する患者は胆道系感染症や基礎疾患（肝硬変，低栄養）が既存にあることが多いため術後感染症リスクが高い。

●抗菌薬曝露や胆道デバイス留置例では耐性菌リスクが上昇する。

●一般的な発熱ワークアップに加え，胆管炎，腹膜炎を鑑別に挙げる。

頻度とリスク因子

a. 手術部位感染症 (surgical site infection：SSI)

●他疾患より糖尿病，肝硬変，低栄養を背景に持つ例が多い。

●国内の発生率は肝胆道系手術全体で14.7%，膵頭十二指腸切除術で25.3%[1]。

●**膵頭十二指腸切除術**はSSI発生率が高い。

●**膵液瘻**や**胆汁瘻**は体腔内SSI（腹膜炎）のリスクとなる[2]。

b. 胆管小腸吻合後の胆管炎／肝膿瘍

●Oddi括約筋の機能不全を起こす胆道処置（膵頭十二指腸切除やステント留置）では胆管へ容易に細菌が侵入する。

●胆管ステント留置，胆道—小腸吻合術などがリスクとなる。

●胆道—小腸吻合術の胆管炎発症は14.4%と報告されている[3]。

●胆管ステント例は閉塞が加わることで胆管炎が発症しやすい。

c. 脾臓摘出後の感染症

- 膵尾部がんなどで脾臓を切除する例はその後の細胞性免疫低下に注意。
- 莢膜を有する細菌(肺炎球菌, インフルエンザ菌, 髄膜炎など) による重症感染症(overwhelming postsplenectomy infection: OPSI) が起こりやすい。
- OPSIの死亡率は35%と高い[4]。
- 脾臓摘出からOPSI発症までの期間は5年が多いが, リスクは生涯続く。

症状・検査

a. 手術部位感染症 (SSI)

- SSIの分類, 診断, 検査は第1章③「SSIと予防戦略」(p14) を参照。
- 腹膜炎の原因菌は術中の胆汁培養と一致することが多い。感染リスクが高い例は術中の胆汁培養を採取しておくとよい[5]。
- 膵液瘻が遷延する場合仮性動脈瘤を形成し, 腹腔内出血を起こすことがある。

b. 胆管小腸吻合後の胆管炎／肝膿瘍

- 胆道処置が既往にある患者の発熱, 悪寒では胆管炎を疑う。
- 閉塞性胆管炎に比べ, 胆道系酵素上昇がみられにくい。
- 菌血症を伴う例が多く, 血液培養を採取する。
- 原因菌検索および治療目的にドレナージを行う (ステント交換, percutaneous transhepatic biliary drainage:PTBDなど)。

c. 脾臓摘出後の感染症〔第6章 ① 「脾臓摘出術後」(p200) を参照〕

- 発症時は感冒様症状や頭痛など軽微なことが多い。
- 24～48時間で急速に進行しショックとなる。
- 敗血症, 髄膜炎を発症する。
- 発熱患者ではワクチン接種歴 (肺炎球菌, インフルエンザ) を確認し, 血液培養を採取する。
- 髄膜炎を疑う例では速やかに抗菌薬を投与し, 腰椎穿刺を行う。

原因微生物

a. 手術部位感染症 (SSI)

- 医療曝露歴 (抗がん剤, 抗菌薬投与, 胆道デバイス) が多いため, 他の術後感染症に比べ耐性傾向が強い菌が検出される。
- 通常複数菌種が検出される[2]。
- 大腸菌, クレブシエラ, エンテロバクター, シトロバクターなどのグラム陰性桿菌, 腸球菌, 黄色ブドウ球菌が原因菌となる[2,5]。
- *Bacteroides* などの嫌気性菌が検出されることは稀であるが, 消化管操作が加わる例はこれらの菌もカバーする。

b. 胆管小腸吻合後の胆管炎/肝膿瘍

- 閉塞性胆管炎に比べ嫌気性菌が検出されやすい。
- 腸球菌, クレブシエラ, 大腸菌, エンテロバクターなどのグラム陰性桿菌, 嫌気性菌, レンサ球菌が原因となる。
- 多剤耐性菌 (extended-spectrum β-lactamase:ESBL 産生菌, AmpC 型 β-lactamase 産生菌など) のリスクが高い。

治　療

a. 手術部位感染症 (SSI)

- ドレナージが基本であり，ドレナージに勝る治療はない。

- 複数菌かつ耐性菌が検出されやすい領域であり，どの微生物までカバーするかは定まったものがない（検出された菌すべてを初期からカバーする治療は不要）。

- 病原性の強い腸内細菌（大腸菌，クレブシエラ，エンテロバクター，シトロバクター）は外さない治療が必要である。

- 消化管の縫合不全がある場合は，*Bacteroides* などの嫌気性菌もカバーする。

- 腸球菌やカンジダは培養陽性でも必ずしも治療を必要としない（「初期治療」の表の注釈を参照）。

- 免疫不全患者，敗血症例，血管内にデバイスがあり感染性心内膜炎のリスクが高い例，膵液瘻がある例では初期から腸球菌をカバーしてもよい[6]。

初期治療

薬剤名	投与量	投与間隔
セフェピム（マキシピーム®） ＋ 消化管からのリークがある場合は上記にクリンダマイシンを追加 ※注：クリンダマイシンの *Bacteroides fragilis* 感受性が低下しているが，臨床的にはドレナージがうまくできていれば失敗は少ない	1g/回 ＋ 600mg/回	8時間ごと　静注 ＋ 8時間ごと　静注
ピペラシリン・タゾバクタム（ゾシン®）	4.5g/回	6〜8時間ごと　静注

- 経過が改善しない場合，多くはドレナージ不良が原因である。
- 抗菌薬を広域なものに変更する前に画像評価し，残存病変を確認する。
- 腸球菌，カンジダ，緑膿菌などは病原性が低く初期からのカバーは不要。ドレナージを十分に行っても腹膜炎が改善しない，かつこれらの菌が繰り返し検出される場合に治療開始を検討する。
- 治療期間は定まったものがないが，ドレナージが不十分な例では少なくとも4週間は抗菌薬を投与する。

b. 胆管小腸吻合後の胆管炎／肝膿瘍

- ●ステント閉塞や肝膿瘍ではステント交換やドレナージが必要。

- ●抗菌薬投与後も熱が続く場合は，画像検査で肝膿瘍や胆道閉塞の有無を調べる。

- ●治療後も胆管炎を繰り返す例が多い。

初期治療

薬剤名	投与量	投与間隔
セフェピム （マキシピーム®） ＋ クリンダマイシン （ダラシン®S） ※注：クリンダマイシンの *Bacteroides fragilis* 感受性が低下しているが，臨床的にはドレナージがうまくできていれば失敗は少ない	1g／回 ＋ 600mg／回	8時間ごと　静注 ＋ 8時間ごと　静注
ピペラシリン・タゾバクタム （ゾシン®）	4.5g／回	6〜8時間ごと　静注

c. 脾臓摘出後の感染症

●原因菌の多くは肺炎球菌であり，下記2薬剤を速やかに開始。

初期治療

薬剤名	投与量	投与間隔
セフトリアキソン （ロセフィン®）	2g	12時間ごと　静注
バンコマイシン （塩酸バンコマイシン）	15〜20mg/kg （実際の体重を用いる）	8時間ごと　静注

予　防

a. 脾臓摘出後の感染症〔第6章①「脾臓摘出術後」(p200) を参照〕

●肺炎球菌ワクチンとインフルエンザワクチンを接種。

●インフルエンザワクチンは毎年，肺炎球菌ワクチンは5年ごとに追加接種。

●OPSIでは意識障害を伴うこともあり，家族にもリスクを説明する。

●家族のインフルエンザワクチン接種も推奨する。

引用文献

1) 厚生労働省：院内感染対策サーベイランス事業.
[https://janis.mhlw.go.jp/report/index.html]

2) World J Surg. 2012;36(12):2888-94.

3) Langenbecks Arch Surg. 2016;401(5):715-24.

4) Clin Infect Dis. 2016;62(7):871-8.

5) Surg Infect (Larchmt). 2015;16(4):443-9.

6) Eur J Clin Microbiol Infect Dis. 2004;23(2):73-7.

（倉井華子）

膵頭十二指腸切除後の感染性合併症を減らすために

　肝胆膵脾外科手術は，手術侵襲の大きさ，医療デバイスの複雑さ，などから術後感染性合併症が多い領域である。しかも，一度術後感染症を起こすと，胆汁，膵液による汚染や解剖学的複雑さも相まって，治療に難渋することも少なくない。

　肝胆膵脾領域の代表的な術式である膵頭十二指腸切除(pancreatico-duodenectomy：PD)が対象となる疾患は，しばしば胆道閉塞を起こすので胆道ドレナージが施行されていることが多い。この胆道ドレナージによって，十二指腸乳頭部のバルブ機能が破綻し，十二指腸と胆管が交通して胆汁に菌が流入する。術前に胆管炎を発症しなくても，胆道ドレナージ後の胆汁保菌はほぼ必発である。

　PDを予定している患者では，術前胆汁培養結果に基づいた周術期抗菌薬の選択が，周術期感染性合併症を減少させることが知られている。胆道ドレナージには内瘻と外瘻の2つの方法があり，外瘻の場合，術前に胆汁培養を採取して，周術期抗菌薬の選択に反映できる。一方，内瘻の場合，胆汁はチューブを通って十二指腸に流出するため，術前に胆汁を採取することができない。

　術前胆汁培養が不明の場合，静岡がんセンターではPDの周術期抗菌薬に以前はセファゾリンを用いていた。しかし，内瘻の胆道ドレナージ後にPDを行った患者の術中胆汁培養を調べたところ，*Enterobacter*属を中心に，*Citrobacter*属，*Serratia*属など，セファゾリンに耐性傾向を持つ腸内細菌が数多く検出された。そこで，

これらの細菌をカバーするためにPDの周術期抗菌薬をセフトリアキソンに変更したところ、セファゾリンを用いた場合に比べて術後感染性合併症は25％減少した（P＝0.006）。セフトリアキソンを用いた症例の術中胆汁やドレーン排液などには、セファゾリンに耐性傾向を持つ上記の腸内細菌が著明に減少していた（図1）。広域抗菌薬を用いることで、代わりにセフトリアキソンに耐性がある細菌の検出が増えることはなかった。

これはPDの周術期抗菌薬を闇雲に広域にすることを勧めるわけではない。PDで推奨される抗菌薬はセファゾリンなどの狭域スペクトラムが原則である。ただし、胆道ドレナージ後のような術後感染の高リスク症例に対しては、細菌サーベイランスを実施した上で適切な抗菌薬を選択すれば、術後感染性合併症を減らせる可能性がある。

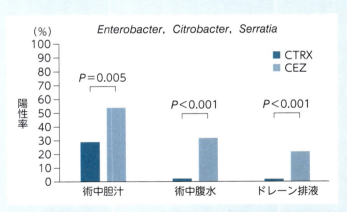

図1 周術期抗菌薬とセファゾリンに耐性傾向を持つ腸内細菌の陽性率

（佐野周生）

第4章　手術別の感染症

② 乳腺外科

ポイント

- 乳腺術後の感染症で特徴的なものに，**リンパ浮腫に伴う蜂窩織炎**，tissue expander（TE）などの**インプラント感染症**がある。
- 術後1年以上経過して発症する場合も多い。

頻度とリスク因子

a. リンパ浮腫に伴う蜂窩織炎

- 腋窩リンパ節郭清，放射線治療がリスクになる。
- リンパ浮腫がある患者の4.5%に発生し，生涯続く[1]。
- 何度も感染を繰り返すことも特徴。

b. インプラント感染症[2]

- 乳房再建術後や豊胸目的に，TEを含むインプラントを挿入する場合がある。
- 乳房再建術後のインプラント感染率は2%程度。
- 乳房手術歴や放射線治療で皮膚の萎縮や損傷がある場合リスクが10倍に上昇する。
- リンパ節郭清，血腫残存もリスク。
- 一期的手術（乳がん切除と同時にインプラントを挿入する）は二期的手術に比べリスクが高い。

② 乳腺外科　103

症状・検査

a. リンパ浮腫に伴う蜂窩織炎

- リンパ節郭清側の上肢に発赤・熱感が出現する。
- 血液培養陽性率は2%と低いが、de-escalationの指標となるため採取を推奨する。

b. インプラント感染症

- 発生機序から急性期と慢性期にわかれる。
- 急性期は術後6週以内に起こる。2/3は術後1カ月以内に発生、中央値は10～12日。発熱、発赤、疼痛を挿入部に認める。
- Toxic shock症候群も稀に発症。発熱と皮膚の発赤に加え、咽頭痛、下痢、意識障害、血圧低下など様々な臓器症状を伴う。術後4日（早い場合は術後12時間後）頃に発生しやすい。異物除去と抗菌薬、輸液や昇圧剤を含む全身管理が必要。
- 慢性期はインプラント挿入後数カ月から数年で発症。菌血症、乳房以外の感染症（腹膜炎）が契機になる。急性期に比べ局所所見が乏しい。
- 貯留した液を吸引できればグラム染色、抗酸菌染色、一般細菌および抗酸菌培養に提出する。嫌気培養を追加すること、培養期間を14日間まで延長することを検査室に伝える。

原因微生物

a. リンパ浮腫に伴う蜂窩織炎

- B群、C群、G群などA群以外のβ溶血性レンサ球菌が半数を占める[1]。
- 黄色ブドウ球菌、腸球菌、αレンサ球菌の報告もある[3]。

b. インプラント感染症

- 黄色ブドウ球菌，表皮ブドウ球菌，緑膿菌，レンサ球菌の報告[4] が多い（表1）。
- 混合感染も16％程度存在する。
- 稀ではあるが非結核性抗酸菌も原因となるため，培養に抗酸菌を追加することを忘れない。

表1　tissue expander感染症の原因菌

S. epidermidis	30%
MRSA[*1]	15%
MSSA[*2]	12%
緑膿菌	13%
クレブシエラ	5%
非結核性抗酸菌	3%

＊1：methicillin-resistant Staphylococcus aureus（メチシリン耐性黄色ブドウ球菌）
＊2：methicillin-sensitive Staphylococcus aureus（メチシリン感受性黄色ブドウ球菌）
（文献4より引用）

治　療

a. リンパ浮腫に伴う蜂窩織炎

- β 溶血性レンサ球菌，黄色ブドウ球菌をターゲットに抗菌薬を選択する。
- 治療期間は10～14日間が経験的に用いられる[3]。
- 1年に2回以上蜂窩織炎を繰り返す場合は抗菌薬の長期抑制療法を検討する。

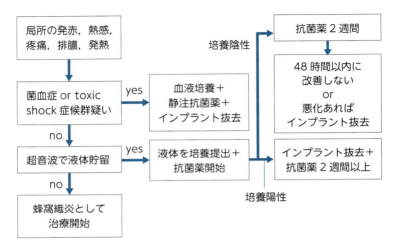

図1 診断と治療のフロー (文献5より引用)

初期治療

- 重症例，血液培養陽性例は入院。

薬剤名	投与量	投与間隔
セファレキシン（ケフレックス®）	500mg/回	1日3〜4回 内服
セファゾリン（セファメジン®α）	1〜2g	8時間ごと 静注

- 血液培養でレンサ球菌が検出された場合は以下の通り。

薬剤名	投与量	投与間隔
アンピシリン（ビクシリン®）	2g	6時間ごと 静注

b. インプラント感染症

- 抗菌薬治療と外科的治療が基本。
- MRSAやコアグラーゼ陰性ブドウ球菌をターゲットとし，初期治療はバンコマイシンを選択し，原因菌に合わせ抗菌薬を適正化させる。
- 治療期間はインプラント抜去後10〜14日間が基本。ただし非結核性抗酸菌や真菌では数カ月の投与が必要。
- インプラントを留置したままの治療成功率は37〜76％と幅がある。黄色ブドウ球菌，特にMRSAでは温存治療を失敗することが多く抜去が推奨される。真菌や非結核性抗酸菌でも温存は難しい。
- 温存する場合もドレナージやポケットの洗浄，インプラント交換などできる限りの外科的処置を行う。抗菌薬治療期間については定まったものはないが，最大限の外科処置に加え6週間以上継続が必要である。
- 抜去後の再挿入は3〜6カ月が目安となるが，エビデンスは乏しい。
- 診断と治療のフローは図1[5]を参照。

初期治療

薬剤名	投与量	投与間隔
バンコマイシン（塩酸バンコマイシン）	15〜20mg/kg（実際の体重を用いる）	12時間ごと　静注

引用文献

1) Am J Med. 1992;93(5):543-8.
2) Lancet Infect Dis. 2005;5(2):94-106.
3) J Intern Med. 1999;245(1):5-9.
4) Infect Control Hosp Epidemiol. 2014;35(1):75-81.
5) Infect Dis Clin North Am. 2012;26(1):111-25.

（倉井華子）

第4章 手術別の感染症

③ 呼吸器外科

ポイント

- 呼吸器外科術後の発熱の原因として，肺炎，膿胸，縦隔炎などがある。
- 肺炎に関しては第2章③「院内肺炎／誤嚥性肺炎／人工呼吸器関連肺炎」（p46）を参照とするが，閉塞性肺炎に関しては本項で扱う。

a. 閉塞性肺炎

- **気道分泌物や胸腔穿刺による検体採取，血液培養2セットの採取**が重要である。

b. 膿　胸

- 「a. 閉塞性肺炎」と同様。

c. 縦隔炎

- 心臓，大血管，気管，食道など重要臓器が位置する部位の感染症である。疑ったら胸部CTなどによる画像検査と，迅速なドレナージの適応を検討することが大切である。

頻度とリスク因子

a. 閉塞性肺炎

- 異物や悪性腫瘍などによる，解除できない気道の閉塞起点がリスクとなる。

b. 膿　胸
- 肺切除後の縫合不全による気管支瘻が，膿胸のリスクとなる。

c. 縦隔炎
- 頻度は高くはない。縦隔胸膜の損傷により感染が縦隔に広がりやすくなる。

症状・検査

a. 閉塞性肺炎
- 他の下気道感染症に似ることが多いが，気道が閉塞しているため症状に乏しい場合もある。診断には胸部CT検査や気管支鏡検査が必要となる。

b. 膿　胸
- 発熱，呼吸苦，胸痛といった症状を呈する。必ず胸腔穿刺を行い，微生物学的な検索を行う。検体のグラム染色検査は，原因微生物を推測する上で重要である。培養検査に関しては，血液培養ボトルでの胸水培養検査の感度が高いという報告がある[1]。また，膿胸の炎症により胸腔と下気道が交通した場合，突然とめどなく悪臭を伴う気道分泌物が喀出されはじめることがある。

c. 縦隔炎
- 発熱，顔面，頸部や胸壁の発赤，吃逆，胸痛，胸部不快感，嘔気，呼吸困難感などを認めることがある。重症化した場合，敗血症性ショックとなりうる。正確な炎症の範囲や膿瘍の有無を判断するた

め，胸部CT検査が診断に重要である。

原因微生物

a. 閉塞性肺炎

● 単一菌というよりは複数菌が関与することが多い[2, 3]。口腔内の嫌気性菌の関与もある。

b. 膿　胸

● 術創部からの菌の侵入なのか，下気道からの菌の侵入なのかにより，原因微生物は異なる。一般的には黄色ブドウ球菌や肺炎球菌が多いとされる。

c. 縦隔炎

● 黄色ブドウ球菌やレンサ球菌などのグラム陽性球菌のほか，大腸菌，クレブシエラ，エンテロバクターといった腸内細菌群，緑膿菌，アシネトバクターなど，原因微生物は多岐にわたる。

治　療

a. 閉塞性肺炎

● 全身状態を勘案しつつ，口腔内の微生物をカバーするアンピシリン・スルバクタムなどの抗菌薬を使用する。肺化膿症や膿胸を合併することがあり，注意が必要である。

b. 膿　胸

● 抗菌薬治療とともに，**ドレナージが有効**である。線維化期や器質化

期になるとドレナージ困難となることがあり，ドレナージを行うの
であれば滲出期が望ましい。

c. 縦隔炎
●膿胸と同様，抗菌薬治療に加えて早期の縦隔ドレナージ術が重要で
ある。

①閉塞性肺炎・膿胸に対する治療

薬剤名	投与量	投与間隔
アンピシリン・スルバクタム （ユナシン®-S)	3g	6時間ごと　静注
ピペラシリン・タゾバクタム （ペントシリン®)	4.5g	6時間ごと　静注

②縦隔炎に対する治療

薬剤名	投与量	投与間隔
ピペラシリン・タゾバクタム （ペントシリン®)	4.5g	6時間ごと　静注

治療期間と経過観察

a. 閉塞性肺炎
●治療期間の決定は難しく，一般的に決まったものはない。気道の閉
塞起点が解除されなければ，抗菌薬治療の中止後に再燃する可能性
は常にある。しかし，長期抗菌薬使用による弊害を考慮した場合，
抗菌薬治療で経過が良いときは7日間程度でいったん抗菌薬治療を
終了し，再燃の徴候がないかを慎重に経過観察するというのが，1
つの妥当なプラクティスであると筆者は考える。

b. 膿　胸

●抗菌薬治療期間はドレナージの有無によって左右されるが，最低4週間は必要である。

●閉塞性肺炎やドレナージをしていない膿胸では，抗菌薬が原因微生物をカバーしていたとしても改善に乏しいことがある。ゆっくりと改善するという経過が，これらの疾患が改善する自然経過であるということを認識することが重要である。このような場合，抗菌薬を広域なものに変更しても状況が好転することはほとんどない。

c. 縦隔炎

●膿胸と同様，ドレナージの有無で治療期間が異なる。4〜6週間が1つの目安である[4]。

（引用文献）

1) Thorax. 2011;66(8):658-62.
2) Eur Rev Med Pharmacol Sci. 2013;17(1):8-18.
3) Curr Opin Oncol. 2001;13(4):218-23.
4) Ann Thorac Surg. 1996;61(3):1030-6.

（森岡慎一郎）

第4章 手術別の感染症

4 婦人科手術

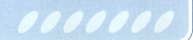

ポイント

- 婦人科領域の術後感染症としては手術部位感染(表層切開部,深部切開部,臓器・体腔)や尿路感染がある。
- 術後に骨盤内リンパ嚢胞や下肢のリンパ浮腫があると,それらに関連した感染症が生じることがある。このうち,本項では術後骨盤内膿瘍,骨盤内リンパ嚢胞感染,リンパ浮腫における蜂窩織炎について述べる。

a. 術後骨盤内膿瘍

- 外科的なドレナージが基本で,ドレナージが不十分な場合やドレナージが困難な場合には抗菌薬治療を行う。
- 嫌気性菌を意識して,培養検査や抗菌薬の選択を行う。

b. 骨盤内リンパ嚢胞感染

- 術後に骨盤内リンパ嚢胞が遺残する患者における発熱と鼠径部痛をみたら,リンパ嚢胞感染を鑑別に挙げる(術後数カ月から数年経過しての発症もありうる)。
- 原因菌の同定および感染巣の縮小のために穿刺ドレナージを検討する。

c. リンパ浮腫における蜂窩織炎

● リンパ浮腫における蜂窩織炎の発症の仕方は患者ごとに異なり，同一患者でもエピソードごとに異なる。

● リンパ浮腫における蜂窩織炎では一般的な蜂窩織炎よりも血液培養で原因菌を同定できる可能性が高い。

● 抗菌薬による治療は急性の炎症所見がみられなくなるまで継続する。

頻度とリスク因子，病態生理，疫学

a. 術後骨盤内膿瘍

● 腹式子宮摘出術では1.4～6.3%，卵巣手術では0.6～4.2%の頻度で手術部位感染（骨盤内膿瘍のみではなく，表層切開部，深部切開の感染を含む）がみられる[1]。

● リスク因子は肥満，糖尿病，喫煙，ステロイド使用，手術既往，栄養不良など[2]。

b. 骨盤内リンパ嚢胞感染

● リンパ嚢胞とは，リンパ節郭清によりリンパ管が切断され下肢から流れ込んだリンパ液が膀胱や直腸の外側のスペース（骨盤死腔）に貯留したものである[3,4]。

● 術後リンパ嚢胞は大部分が症状なく消失していくが，無症状のままで長期間遺残する症例も存在し，それが時に感染を起こし治療を要する。

● リンパ嚢胞感染の発生頻度は骨盤内リンパ節郭清をした症例のうち1.5%にも満たない[5]。

● 発症のリスク因子は明らかにされていない。

c. リンパ浮腫における蜂窩織炎

- 蜂窩織炎のリスク因子には様々なものが存在するが，中でもリンパ浮腫は強い関連性がある[6]。慢性的なリンパ浮腫の存在は蜂窩織炎を繰り返すリスクとなる。

症状・検査

a. 術後骨盤内膿瘍

- 症状は発熱や腹痛など。腹痛以外に嘔気・嘔吐・下痢といった腹部の炎症を示す症状を認める場合もある。
- 重症例や菌血症を疑う所見（悪寒戦慄など）を認める場合は血液培養を提出する。ドレナージが可能な場合は膿瘍培養（嫌気培養を含む）を提出する。

b. 骨盤内リンパ嚢胞感染

- 典型的な症状は，発熱と患側の下腹部〜鼠径部の痛みである。時に腸腰筋に炎症が及んで歩行時痛として自覚したりすることもある。
- 身体所見としては，患部の発赤・熱感・腫脹・圧痛を認める。
- 画像検査ではエコーまたはCT検査が診断に有用で，後者のほうがより鮮明に所見を確認できる。骨盤部の造影CTでは，辺縁不整で造影効果のある壁肥厚を伴う嚢胞構造として認める。
- 治療として穿刺ドレナージを実施する場合は，必ず培養検査（嫌気培養も含める）を提出する。悪寒戦慄など菌血症を疑う症状がある場合は，血液培養2セットを採取する。

c. リンパ浮腫における蜂窩織炎

- リンパ浮腫における蜂窩織炎の発症の仕方は患者ごとに異なり，同一患者でもエピソードごとに異なる[7, 8]。たとえば，高熱や悪寒戦慄のような全身症状を伴うものもあれば，発熱もなく軽度の患肢の局所症状(発赤，熱感，腫脹)にとどまるものもある。分単位で悪化していくものもあれば，週単位で悪化するものもある。
- リンパ浮腫における蜂窩織炎の症例ではリンパ浮腫のない蜂窩織炎の症例と比較して血液培養の陽性率が上がる可能性がある[9]。悪寒など菌血症の徴候を認める症例では積極的に血液培養を確認する。

原因微生物

a. 術後骨盤内膿瘍

- ブドウ球菌，レンサ球菌，腸球菌，腸内細菌科のグラム陰性桿菌，緑膿菌，嫌気性菌(*Bacteroides*など)など。膣内常在細菌叢に嫌気性菌がいることを忘れない。

b. 骨盤内リンパ嚢胞感染

- 通常は単一菌で，ブドウ球菌，レンサ球菌，腸球菌などのグラム陽性球菌あるいは*Bacteroides fragilis*のような嫌気性菌を検出することが多いとされる[5]。ただし，上記に挙げた原因菌以外にもメチシリン耐性黄色ブドウ球菌，バンコマイシン耐性腸球菌，*Mycoplasma hominis*などβラクタム系抗菌薬に耐性を示す微生物がリンパ嚢胞感染をきたした報告もあり，原因菌の同定および薬剤感受性の確認に努めることが望ましい。

c. リンパ浮腫における蜂窩織炎

- A群β溶血性レンサ球菌が最も多く，時に黄色ブドウ球菌が関与することもあるとされている[7, 8]。また，non-A群β溶血性レンサ球菌（B群，C群，G群）が原因となることもある。
- 免疫不全症例では，腸内細菌科のグラム陰性桿菌，緑膿菌，嫌気性菌などの可能性も考慮する。

治 療

a. 術後骨盤内膿瘍

- 外科的なドレナージが基本で，ドレナージが不十分な場合やドレナージが困難な場合（たとえば，穿刺によって血管や腸管を損傷する危険性がある場合など）には保存的に抗菌薬治療を行う。
- 原因微生物の情報がそろわない時点で抗菌薬による初期治療を開始する必要がある場合，セフメタゾール，アンピシリン・スルバクタム，ピペラシリン・タゾバクタム，セフェピム＋メトロニダゾールが候補となる。症例の重症度，培養結果等にあわせて，治療レジメンの修正を適宜行う。

初期治療

薬剤名	投与量	投与間隔
セフメタゾール （セフメタゾン®）	1g	6〜8時間ごと　静注
アンピシリン・スルバクタム （ユナシン®-S）	3g	6時間ごと　静注
ピペラシリン・タゾバクタム （ゾシン®）	4.5g	6時間ごと　静注

セフェピム （マキシピーム®） ＋ メトロニダゾール （アネメトロ®）	1g 500mg	8時間ごと　静注 8時間ごと　静注

• グラム陰性桿菌の薬剤感受性は施設ごとに大きく異なるため，自施設の抗菌薬感受性データ（アンチバイオグラム）を参考に抗菌薬を選択する。

b. 骨盤内リンパ囊胞感染

● 「a. 術後骨盤内膿瘍」の治療に準じる。

c. リンパ浮腫における蜂窩織炎

● 外来ではエンピリック治療としてセファレキシン，クリンダマイシンが候補となる。疫学的にはβ溶血性レンサ球菌が原因菌であることが多いので，落ち着いている症例であれば原因菌が判明していなくてもアモキシシリンを選択するという考え方もある。

● 入院適応のある症例では静注で治療を開始する。エンピリック治療としてセファゾリン，クリンダマイシンが候補となる。

● 重症例や免疫不全例では，エンピリック治療としてピペラシリン・タゾバクタムを選択する。メチシリン耐性黄色ブドウ球菌（methicillin-resistant *Staphylococcus aureus*：MRSA）までカバーする場合は，バンコマイシンを併用する。

● 抗菌薬以外にもベッドでの安静や患肢の挙上といった一般的な蜂窩織炎に対する対応も役立つ。

初期治療

①外来患者（経口治療）

薬剤名	投与量	投与間隔
セファレキシン （ケフレックス®）	500mg	1日4回　内服
クリンダマイシン （ダラシン®）	300mg	1日3回　内服

②-1　入院患者（静注治療）

薬剤名	投与量	投与間隔
セファゾリン （セファメジン®α）	1g	8時間ごと　静注
クリンダマイシン （ダラシン®S）	600mg	8時間ごと　静注

②-2　入院患者（静注治療）：重症または免疫不全の場合

薬剤名	投与量	投与間隔
ピペラシリン・タゾバクタム （ゾシン®）	4.5g	6時間ごと　静注

・MRSAまでカバーする場合はバンコマイシンを併用。

原因微生物がペニシリン感受性のβ溶血性レンサ球菌と同定後の治療

薬剤名	投与量	投与間隔
アモキシシリン （サワシリン®）	500mg	1日3回　内服
アンピシリン （ビクシリン®）	2g	6時間ごと　静注

治療期間

a. 術後骨盤内膿瘍

- 適切なドレナージが行えるのであれば，推奨される抗菌薬による治療期間は4～7日間[2, 10]。
- ドレナージ不十分または困難な骨盤内膿瘍に対する抗菌薬の治療期間は定まっていないため，発熱，腹部症状，炎症性マーカー，画像所見などを参考に総合的に判断する。静岡がんセンター感染症内科では4週間前後の治療期間を目安としている。

b. 骨盤内リンパ嚢胞感染

- 「a. 術後骨盤内膿瘍」の治療期間に準じる。

c. リンパ浮腫における蜂窩織炎

- 抗菌薬による治療は急性の炎症所見がみられなくなるまで継続する。
- British Lymphology Societyでは，臨床的に治療に対する反応が観察されてから少なくとも14日間は投与することを勧めており，症例によっては1～2カ月間の投与となることもある[7]。

引用文献

1) 厚生労働省：院内感染対策サーベイランス事業 SSI部門. 2016.
   [https://janis.mhlw.go.jp/report/ssi.html]
2) Am J Obstet Gynecol. 2017;217(2):121-8.
3) 産科と婦人科. 2013;80(2): 188-93.
4) 臨婦産. 1998;52(7):929-31.
5) Surg Infect (Larchmt). 2015;16(3):244-6.
6) J Lymphoedema. 2009;4(2):38-42.

7) British Lymphology Society:Consensus Document on the Management of Cellulitis in Lymphoedema. 2016.
[https://lymphoedema.org/images/pdf/CellulitisConsensus.pdf]
8) Australasian Lymphology Association:Management of cellulitis in lymphoedema. 2012.
[http://www.lymphoedema.org.au/public/7/files/Position%20Statements/ALA_Position_Statement_on_Cellulitis.pdf]
9) Eur J Clin Microbiol Infect Dis. 2000;19(4):294-7.
10) Clin Infect Dis. 2010;50(2):133-64.

(河村一郎)

コラム3

リンパ節郭清術後の発熱
―それは遅れてやってくる―

　婦人科悪性腫瘍手術においてリンパ節郭清術は正確な進行期を決定するための重要な役割を担っている。一方でリンパ節郭清術の合併症としてリンパ浮腫やリンパ嚢胞の形成，蜂窩織炎などが挙げられ，術後の患者のQOLが低下する原因のひとつとなっている。著者が最近経験した症例について例に挙げる。

　70歳，子宮体がんIA期（漿液性がん）のため単純子宮全摘術，両付属器切除術，大網亜全摘術，骨盤・傍大動脈リンパ節郭清術を行い，以後術後補助化学療法としてADM+CDDP療法を4サイクル実施した。これまでの治療経過では有害事象はみられなかった。5サイクル目の入院前日より38℃の発熱を認めたため入院となった。身体所見では左下腹部に軽度圧痛を認めたが他の有意な所見はみられなかった。血液検査データは白血球数6,210/μL，CRP 5.88mg/dLであった。熱源精査のためCTを撮影したところ左外腸骨動静脈背側から恥骨結合背側にかけて造影効果を伴う多房性嚢胞を指摘され，感染性リンパ嚢胞と診断した。

　アンピシリン・スルバクタム12g/日を開始し，IVR科医師によってCTガイド下膿瘍ドレナージを実施した。膿瘍の培養から*Staphylococcus lugdunensis*が同定された。第3病日より解熱，その後ドレナージの排液量も減少傾向となり，第10病日にドレナージチューブを抜去した。抗生剤を経口抗生剤へ変更し第11病日に退院となった。その後治療予定より1カ月遅れて5サイクル目の化学療

法を再開した。術後補助化学療法は計6サイクルで終了し、現在まで再発の所見を認めていない。

　本症例では炎症所見は白血球数6,210/μL，CRP 5.88mg/dLと決して高値ではなく，理学的所見のみでは確定的な診断に至らず，CT撮影により比較的早期に診断しえた。術後や化学療法中の発熱の原因として，リンパ節郭清術の既往症例ではリンパ囊胞の可能性や同部位の感染を鑑別に挙げ診療にあたることが重要だと考えられる。リンパ囊胞への感染や蜂窩織炎が化学療法中に生じた場合，重症化するリスクや治療計画の遅延につながる場合もある。また，定期的な経過観察の終了後にも蜂窩織炎などを生じる可能性があり，日常診療で遭遇する可能性が高い疾患としてその取扱いに習熟しておくことが望まれる。

（角　暢浩）

第4章 手術別の感染症

5 心臓血管外科
① 胸骨創感染と縦隔炎

ポイント

● 胸骨切開部の手術部位感染症(surgical site infection:SSI)は,以下のように分類される(表1)[1]。

表1 胸骨切開部の手術部位感染症の分類

胸骨創感染		手術部位感染	感染部位
浅部胸骨創感染		表層SSI	皮膚・皮下
深部胸骨創感染 (DSWI)＊	胸骨骨髄炎	深部SSI	筋・筋膜・骨(胸骨)
	縦隔炎	臓器・体腔SSI	体腔(縦隔)

＊:deep sternal wound infections

(文献1をもとに作成)

● DSWIは典型的には,発熱と全身症状,創部の局所感染徴候で疑い,胸部CTで診断するが,局所所見のない場合や術後の影響がみられる間のCT所見は評価が難しい。

● 外科的デブリードマン後の再建方法は,陰圧閉鎖療法(negative pressure wound therapy:NPWT)の導入により変化してきている。

● 抗菌薬による初期治療では,メチシリン耐性ブドウ球菌と好気性グラム陰性桿菌をカバーする。

機序・頻度とリスク因子

- 最も重要な機序は術中汚染で，主に患者の内因性細菌叢によるが，時に外科医の手指・鼻腔が供給源となる[2]。
- 頻度は約1〜2%。
- 一般的なSSIのリスク因子に加え，心臓手術（胸骨切開）の既往，再開胸（止血目的など），内胸動脈の利用，術後の気管切開，心臓移植など。

症状・検査

- 3分の2の症例は，術後14日以内に発症するが，数カ月後に発症することもある[3]。
- DSWIは，ほとんどの患者で発熱および全身症状が最初に出現する。
- 創部の局所感染徴候（排膿，発赤）がみられるのが典型的（85%）。縦隔内のみに膿瘍がある場合は診断が難しいが，局所所見は数日以内に明らかになることが多い。
- 一方で局所所見がある場合の浅部と深部の区別には，全身症状やCT所見が有用である。
- 強い胸痛，胸骨の不安定性，離開もしばしば認められる。
- 胸部CTが縦隔炎の診断に有用であり，縦隔の液体とairの貯留が重要。ほかに軟部組織腫脹，胸水・心嚢水，胸骨びらんがある。術後2週間以内は非特異的変化との鑑別が難しいが，時間の経過とともに診断上の有用性が増す（術後14日目まで：感度100%，特異度33%，術後15日目から：感度100%，特異度100%）[3]。はっきりしない場合に他のフォーカスがなければ，後日CTを再検する。
- 胸骨穿刺が有用（培養は，縦隔炎23/23例，非縦隔炎2/26例で陽

性) という報告もあるが，心血管の損傷に注意。

● 心外膜ペーシングワイヤーの培養は偽陽性が多いが，縦隔炎を疑った場合にはある程度有用かもしれない。

● 最終診断は外科手術における縦隔の膿の所見（→培養へ）によって確定する。

原因微生物

● 主にグラム陽性球菌，特に黄色ブドウ球菌とコアグラーゼ陰性ブドウ球菌（coagulase-negative staphylococci：CNS）が多い。時に腸内細菌科や緑膿菌などのグラム陰性桿菌。

● 術中汚染による縦隔炎は黄色ブドウ球菌，肥満・慢性閉塞性肺疾患（chronic obstructive pulmonary disease：COPD）・胸骨離開に関連した縦隔炎はCNS，術後の他部位（呼吸器・尿路など）の感染症が併存した縦隔炎はグラム陰性桿菌が多い[4]。

● 大部分（83%）は単一菌による[3]。多菌種であれば食道や横行結腸の損傷を疑う。

● メチシリン感受性黄色ブドウ球菌（methicillin-sensitive *Staphylococcus aureus*：MSSA）は患者由来，メチシリン耐性黄色ブドウ球菌（methicillin-resistant *Staphylococcus aureus*：MRSA）は院内感染を介していることが多い。

● 毒性の低いCNSはしばしば微妙な所見を有し，30%は感染していないと誤診される[2]。

● 縦隔炎で菌血症がよくみられる（57%）[3]。術後早期の菌血症（特に黄色ブドウ球菌とグラム陰性桿菌）は縦隔炎が原因であることが多い。

治　療

●敗血症や胸骨骨髄炎が進行しないように，迅速に外科的デブリードマンと抗菌薬の投与を行う。

a. 外科的治療

●浅部胸骨創感染では皮下の切開排膿を十分行うと同時に，DSWIの探索を行う。

●DSWIでは，胸骨ワイヤーや感染・壊死した組織・骨をすべて除去する。

●再建方法は，Oakleyらの分類（発症時期，危険因子，治療失敗の有無による分類）に基づいて検討されていた[5]が，胸骨の安定性，骨のバイアビリティとストックに基づいたAMSTERDAM分類（表2）が用いられる傾向にある[6, 7]。

●NPWTは，創治癒の促進を目的として，または最終的な外科的閉鎖への橋渡しとして使用する。

●一期再建は，デブリードマンに即時の胸骨閉鎖やフラップ（弁）再建を組み合わせた一期的な治療。感染組織が残っていれば生食または抗菌薬の灌流（ヨードは非推奨）を行うこともある。局所感染の再燃のリスクがあるが，術後早期（2～3週以内）には有用である。

●二期再建は，感染の評価とコントロールが得られたあとに胸骨閉鎖やフラップ（弁）再建を行う。再建までの創管理として，伝統的な開放性ドレッシング交換は成績不良（胸郭不安定による呼吸不全，創治癒遅延，露出血管からの出血）であったが，NPWTの導入で一期再建よりも良い成績が得られている（心臓や大血管に直接フォームを当ててはならない＝保護材を使用）。

表2　AMSTERDAM分類

タイプ	胸骨の安定性	骨のバイアビリティとストック	再　建	再建の段階
1		最小限の骨欠損	（NPWT*のみ）	
2a	安　定	十　分	局所筋弁（胸筋）	一期再建
2b			筋弁または大網弁	二期再建（NPWT*→再建）
3a	不安定	生存・十分→ワイヤー／骨接合（プレート，クリップ）で胸骨の安定化	再ワイヤー／骨接合	一期再建（＋灌流）または二期再建（NPWT*→再建）
3b			再ワイヤー／骨接合と筋弁または大網弁	
4a		壊死・不十分→フラップで（死腔の充填だけでなく，）胸骨の安定化	筋　弁	
4b			大網弁	
4c			筋弁と大網弁	

＊：negative pressure wound therapy（陰圧閉鎖療法）

（文献6，7をもとに作成）

- 最近は二期再建が好まれており，一期再建は，早期で感染が軽度で，血行動態が安定している場合に限られる。
- 二期再建のタイミングは結論が出ていない（創培養の陰性化とする報告もあるが，培養の陽性は影響しないという報告もある）。

b.　抗菌薬

- 経験的療法は，メチシリン耐性ブドウ球菌および好気性グラム陰性桿菌に対するものでなければならない[2]。
- ただし，グラム染色で単一菌が多量にみられていれば，推定され

る菌だけを治療対象とすればよい（たとえばブドウ球菌であれば，MRSAやCNSに対するバンコマイシンに，MSSAに対するセファゾリンを併用するなど）。

初期治療

①MRSA，CNSに対して

薬剤名	投与量	投与間隔
バンコマイシン （塩酸バンコマイシン）	15〜20mg/kg （実際の体重を用いる）	12時間ごと　静注

②好気性グラム陰性桿菌*，MSSAに対して

薬剤名	投与量	投与間隔
セフェピム （マキシピーム®）	1g	8時間ごと　静注
セフトリアキソン （ロセフィン®）	2g	24時間ごと　静注

＊：ロセフィンは腸内細菌科（耐性菌を除く）をカバー，セフェピムは緑膿菌もカバーする（院内のアンチバイオグラムを参照すること）。

● 血液培養，深部創／縦隔のドレナージ検体の培養結果が得られれば，分離された病原体を標的とし，すぐに適正化。

①原因菌がMSSAと判明した場合

薬剤名	投与量	投与間隔
セファゾリン （セファメジン®α）	2g	8時間ごと　静注

治療期間

- 治療期間は明確には決まっていない。感染の程度，ドレナージ・デブリードマンの妥当性，骨病変の有無，人工物の保持および分離された病原体を含む複数の因子によって決定される。
- 目安としては，感染病巣が完全に除去できていれば，その後2~3週間，感染病巣（特に骨）が残存している場合には，骨髄炎に準じ4~6週間[3]という記載があるが，後者とすることが多い。
- 感染人工物が残存している場合には，経口薬による長期抑制療法を行う。

引用文献

1) Ann Thorac Surg. 1996;61(3):1030-6.
2) Bennett JE, et al, ed:Mandell, Douglas, and Bennett's Principles and Practice of Infectious Diseases. 8th ed. Saunders, 2014, p1080-90.
3) Sexton DJ:Postoperative mediastinitis after cardiac surgery. In:UpToDate, Post, TW (Ed), UpToDate, Waltham, MA, 2018.
4) Eur J Cardiothorac Surg. 2002;21(5):825-30.
5) Fry DE, ed:Surgical Infections. JP Medical, 2013, p169-88.
6) J Cardiothorac Surg. 2014;9:179.
7) Eur J Cardiothorac Surg. 2017;51(1):10-29.

（鈴木　純）

第4章　手術別の感染症

⑤ 心臓血管外科
② 人工血管グラフト感染

ポイント

● 血管グラフト感染（vascular graft infection：VGI）は，以下のように分類される[1]。

　① 体腔外（末梢）VGI：主に鼠径部，あるいは下肢

　② 体腔内（中枢）VGI：主に腹腔内，あるいは頻度は低いものの胸腔内

● 体腔外VGIは局所徴候から疑い，画像診断は超音波が有用。体腔内VGIは気づきにくく，造影CTを中心にいくつかのモダリティや血液培養を組み合わせて診断する。

● 外科的には，徹底的なデブリードマンの上，感染グラフトの切除と血行再建が基本。ただし手術自体のリスクも高いことが多い。

● 抗菌薬による初期治療では，ブドウ球菌と緑膿菌を含む好気性グラム陰性桿菌をカバー。大動脈腸管瘻では嫌気性菌もカバーする。

機序・頻度とリスク因子

● 機序は術中汚染が最多。次に手術創感染や腹腔内膿瘍のような隣接部位からの波及[1]。

● ほかに大動脈腸管瘻や血行性機序（術後2カ月未満が最多，血管グラフトの内皮化により減少）。

● 体腔外VGIで1.5〜2％（高くて鼠径部で6％），体腔内VGIで≦1〜5％の頻度。

● 大動脈腸管瘻は1〜2％（腹腔内VGIの30％）。

⑤ 心臓血管外科　② 人工血管グラフト感染　　131

● リスク因子は創感染，鼠径部の感染，人工血管置換入院時の菌血症，緊急手術，再手術。

症　状

● 術中汚染の結果として早期発症（術後2～3カ月以内）が多いが，腹腔内VGIは数カ月～数年後（特に大動脈腸管瘻）でも発症しうる[1, 2]。

● 発熱，悪寒などの全身症状は早期発症に多く，後期発症では少ない。

● 体腔外VGIの局所徴候には，創部の発赤・腫脹，瘻孔からの排膿，グラフトの露出，グラフト閉塞による虚血，末梢の敗血症性塞栓，仮性動脈瘤，吻合部出血がある。

● 腹腔内VGIでは腹痛くらいで，局所徴候がないこともある。腸内細菌叢の複数菌菌血症や消化管出血があれば，大動脈腸管瘻を疑う。

● 胸腔内VGIでは，発熱，心不全，中枢神経系の敗血症性塞栓といった心内膜炎と似た症状が起きうる（特に大動脈基部グラフト）。気管支や食道との瘻孔や吻合部破裂で発症することもある。

検査 (図1[2]参照)

● 画像診断は，体腔外では最初に超音波，体腔内では最初に造影CT[1, 2]。

● 超音波では皮下やグラフト周囲の液体貯留や仮性動脈瘤を確認する。

● 造影CTではfat stranding（脂肪織濃度上昇）を伴ったグラフト周囲の液体貯留やair，グラフトと腸管の間のfat plane（脂肪平面）の欠如，吻合部の漏出または動脈瘤。

● 術後のグラフト周囲の液体は通常3カ月以内に吸収される。airは通常1週間以内くらいに吸収されるが，2カ月もの間持続することもある[1]。

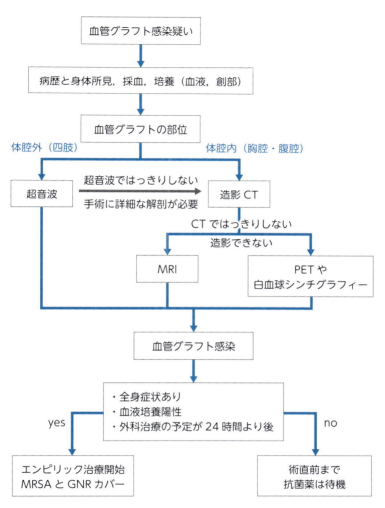

図1 人工血管グラフト感染の診断学的評価と初期マネジメント

(文献2より引用)

- 超音波や造影CTではっきりしなければ，MRI，PETや白血球シンチグラフィーを考慮。体腔内の場合，いくつかのモダリティの組み合わせが必要なことも多い。
- 大動脈腸管瘻を疑う場合，手技に耐えうるほど安定していれば上部消化管内視鏡を行う（瘻孔は十二指腸のthirdまたはfourth portionに好発）。ただし潰瘍や血栓を操作するべきではない。

原因微生物

- ①血液培養，②瘻孔の膿，③グラフト周囲の穿刺吸引，④手術検体を一般細菌，嫌気性菌，真菌（場合により抗酸菌）の培養に提出。③④は原因菌を正確に反映するが，②は皮膚の常在菌を検出しうる。管腔外に限った感染では，①は陰性かもしれない。
- 原因菌は報告やグラフト部位で幅があるが，コアグラーゼ陰性ブドウ球菌 3割，黄色ブドウ球菌 3割，グラム陰性桿菌 3割（緑膿菌 1割，腸内細菌科 2割），その他 1割といった具合で，胸腔内ではブドウ球菌やアクネ菌，腹腔内では腸内細菌科と嫌気性菌，末梢では緑膿菌が増える傾向にある[1, 3~5]。

治　療

a. 外科的治療

- 血行再建前にデブリードマンを徹底する。
- グラフト切除と血行再建の方法にはそれぞれ利点と欠点があり，症例ごとに検討する（表1）[1]。感染部位を避けた非解剖学的バイパスが基本とされていたが，成績は良いとは言えず，*in situ* 再建の有用性の報告が増えている。

表1　血管グラフト感染の血行再建

	①非解剖学的バイパス→グラフト切除	②グラフト切除＋in situ再建凍結保存動脈同種グラフト	③グラフト切除＋in situ再建静脈自己グラフト	④グラフト切除＋in situ再建リファンピシン浸漬合成グラフト
感染率	• 理論上は低い	• ①④より低い	• 最も低い	• ②③より高い
手術時間	• 2段階（虚血の予防）だと長い	• ③より短い	• ②より長い：グラフト採取のため	• ①②③より短い
MRSA,緑膿菌,多剤耐性菌	• 使用可能	• 適さない	• 適さない	• 適さない
良い適応（絶対ではない）	• MRSA，緑膿菌，多剤耐性菌 • 広範な感染	• 緊急手術：サイズあれば • 大動脈腸管瘻	• 大動脈腸管瘻	• 緊急手術 • 低病原性菌
開存率	• 低い→下肢切断や下腸間膜動脈・内腸骨動脈の血流低下	• ①より高い • ③④より低い：拒絶による	• ②より高い	• 高い • 切断率は最も低い
その他	• 断端感染，破裂（10～20%）	• 供給の問題で緊急手術に適さない（グラフトのサイズや形が合わない）	• DVT既往のある患者は非対象 • 後期死亡率は最も低い（②も）	• 早期死亡率は最も低い • リファンピシン耐性化の可能性

（文献1をもとに作成）

- 大網や筋フラップで新しいグラフトや大動脈断端の周囲を被覆し，死腔を埋める。
- 創の被覆には陰圧閉鎖療法も有用である。
- 体腔外VGIでは，Samson分類が外科的治療の選択の指標となる（**表2**）[1]。
- 腹腔内VGIでは，大動脈腸管瘻の有無にかかわらず*in situ*再建を選択できるが，メチシリン耐性黄色ブドウ球菌（methicillin-resistant *Staphylococcus aureus*：MRSA），緑膿菌，多剤耐性菌による感染やグラフト周囲の化膿が広範な患者は，非解剖学的バイパスを考

表2 体腔外血管グラフト感染の治療

Samson 分類*	定 義	治療（抗菌薬＋外科的治療）	
I	真皮に限られる	抗菌薬単独	
II	皮下組織を侵すがグラフトと接触しない	デブリードマン，灌流	
III	グラフトを侵すが，吻合部は侵さない	・デブリードマン，灌流 ・早期（術後2カ月未満）はグラフト温存 ・後期（術後2カ月より後）はグラフト切除と*in situ*再建	MRSA，緑膿菌，多剤耐性菌による感染とグラフト温存や*in situ*再建に失敗した場合は，非解剖学的バイパス＋グラフト切除
IV	吻合部を侵すが，菌血症や吻合部出血はない	グラフト切除と*in situ*再建	
V	吻合部を侵し，菌血症または出血を合併する	非解剖学的バイパスとグラフト切除	

＊：診察所見だけでは区別がつかない。たとえば，排膿や瘻孔があればIでないことを強く示唆するが，反対に，排膿や瘻孔がなくてもIII〜Vは除外できない。排膿がありグラフトが肉眼的に見えれば，III〜Vを示唆する。分類には超音波，造影CT，MRIも有用。

（文献1をもとに作成）

慮する。

- 胸腔内VGIでは，非解剖学的バイパスを行うスペースは通常ないため，感染グラフトを除去する場合 *in situ* 再建が必要。凍結保存動脈同種グラフトが妥当で，（リファンピシン浸漬）合成グラフトは感染率が高く，他に選択肢がない限り避けたい。

- 出血や敗血症のために緊急手術が必要だと，外科的治療の選択肢は限られる。出血には血管内治療を外科的治療までの橋渡しとして用いることもある。

- グラフト温存は，重大な併存疾患がある患者や切除するにはリスクの高いグラフト部位（重要な分枝があるなど）の患者で考慮される[6]が，再発率や死亡率は高い[7]。吻合部の出血や動脈瘤形成，大動脈腸管瘻，緑膿菌やMRSAの感染では推奨されない[5, 6]。グラフトを温存する場合でも，グラフト周囲のデブリードマンや大網充填は行う。

b. 抗菌薬

- エンピリックにはブドウ球菌と緑膿菌を含めたグラム陰性桿菌をカバー[1]。大動脈腸管瘻では嫌気性菌もカバーする。原因菌と薬剤感受性の判明後にde-escalationを行う。

初期治療

①MRSA，CNSに対して

薬剤名	投与量	投与間隔
バンコマイシン （塩酸バンコマイシン）	15〜20mg/kg （実際の体重を用いる）	12時間ごと　静注

②緑膿菌を含む好気性グラム陰性桿菌，MSSAに対して

薬剤名	投与量	投与間隔
セフェピム （マキシピーム®）	1g	8時間ごと　静注

③緑膿菌を含む好気性グラム陰性桿菌，MSSAに加え嫌気性菌もカバーする場合

薬剤名	投与量	投与間隔
ピペラシリン・タゾバクタム （ゾシン®）	4.5g	6時間ごと　静注

治療期間

- Samson I と II の体腔外VGIはグラフトを含まない軟部組織感染として治療すべきで，経静脈と経口合わせて2~4週間[1]。

- Samson III，IV，V の体腔外VGIでは，4~6週間の経静脈的治療を行い，さらにIIIとIVでは6週間~6カ月間，V では少なくとも6カ月間の経口治療を考慮する。

- 腹腔内VGIでは，術後6週間の経静脈的治療を行い，さらに3~6カ月間の経口治療を考慮する。

- 胸腔内VGIでは，術後4~6週間の経静脈的治療を行い，さらに3~6カ月間の経口治療を考慮する。

- 体腔内VGIとSamson III，IV，V の体腔外VGIで，lifelongな長期抑制療法を考慮するのは次の場合である[1,6]。

①MRSA，緑膿菌，多剤耐性菌，カンジダの感染

②リファンピシン浸漬合成グラフトによる*in situ*再建

③広範なグラフト周囲の感染に対するグラフト温存または*in situ*再建

④体腔内VGIに対するグラフト温存

⑤VGIに緊急または複数回の手術を行った

⑥合併症や死亡のリスクが高く，次回は再手術の対象にならない
（耐えられない）

〔引用文献〕

1) Circulation. 2016;134(20):e412-60.
2) Bennett JE, et al, ed:Mandell, Douglas, and Bennett's Principles and Practice of Infectious Diseases. 8th ed. Saunders, 2014, p1041-56.
3) PLoS One. 2014;9(11):e112947.
4) Cronenwett JL, et al, ed:Rutherford's Vascular Surgery. 8th ed. Saunders, 2014, p654-72.
5) Infect Dis Clin North Am. 2012;26(1):41-56.
6) Semin Vasc Surg. 2011;24(4):199-204.
7) Eur J Vasc Endovasc Surg. 2013;45(4):373-80.

（鈴木　純）

第4章　手術別の感染症

6 脳神経外科

ポイント

- 脳外術後の感染症では**髄膜炎，硬膜下／硬膜外膿瘍，骨髄炎，シャント関連感染症**がある。

- 市中発症中枢神経の感染症と比べ症状所見に乏しいことが多く，診断は難しい。

- コアグラーゼ陰性ブドウ球菌（coagulase-negative staphylococci：CNS）や*Propionibacterium acnes*（*P. acnes*），*Corynebacterium jeikeium*（*C. jeikeium*），黄色ブドウ球菌［*Staphylococcus aureus*（*S. aureus*）］などが原因微生物であることが多く，第一選択薬はバンコマイシンである。

- 治療期間が長くなる場合が多く，できる限り抗菌薬開始前に検体を採取し，原因微生物を同定する。

頻度とリスク因子

- **開頭術後髄膜炎**は0.8～1.5％，シャント関連感染症は4～17％の頻度でみられる。

- リスク因子は副鼻腔操作，基礎疾患，デバイス留置期間，既存の感染症，髄液漏，外傷など。

症状・検査

a. 術後細菌性髄膜炎

- 稀な合併症であるが，死亡率は20%以上と高い。
- 1/3が開頭術後1週間以内，1/3が2週間以内に発症する[1]。
- 症状は発熱，頭痛，項部硬直，意識変容など。いずれも感度が低くすべての所見がそろうことは稀である（表1）[2~4]。
- 無菌性（化学性）髄膜炎は術後50~70%に発生し，感染性との鑑別が難しい。
- 細菌性髄膜炎を疑う場合は血液培養に加え，髄液検査（血球数，生化学，培養）を行う。培養検査が細菌性髄膜炎のgold standardである。
- グラム染色も有用であるが，感度は低く25%にとどまる。
- 髄液の白血球数や糖，蛋白は術後操作の影響を受けるため，診断の補助ツールとして用いる。

表1　脳外術後感染症の症状

	術後細菌性髄膜炎[2]	硬膜下膿瘍[3]	シャント関連感染症[4]
発　熱	56%	75%	78%
頭　痛	47%	81%	
意識変容	35%	67%	
脳局所症状	15%	50%	
項部硬直	14%	11%	45%
局所皮膚所見			49%
嘔　気		50%	
無症状	14%		

（文献2~4をもとに作成）

●白血球異常高値(7,500/μL以上),著しい糖低下(10mg/dL)の場合は細菌性髄膜炎である可能性が高い[5]。

b. 硬膜下膿瘍

●術後数週で出現する(中央値19日,4~60日)。

●死亡率は10~20%と近年は低下傾向。

●術後の硬膜外膿瘍は症状が乏しい。

●古典的3徴候は発熱,頭痛,嘔気・嘔吐とされるが,すべてそろうのは4割程度[3]。

●術後炎症反応高値が遷延または再上昇する場合に疑う。

●症状および画像(CT,MRI)で診断する。

●頭蓋内圧が亢進している症例が多く,腰椎穿刺は推奨されない。

●原因微生物検索およびドレナージ目的の外科的処置が必要である。

c. シャント関連感染症[1, 4]

●シャント造設後1カ月以内の発症が65%と多いが,術後5年以上経過して発症する場合もある。

●新たな頭痛,発熱,嘔気,意識変容があればシャント関連感染症を疑うが,発熱がない場合もある(表1)[2~4]。

●脳室―腹腔シャントならば腹痛,腹部膨満感などシャント遠位側臓器の症状も手掛かりとなる。

●シャントに沿った皮膚の炎症所見(発赤など)があれば感染を疑う。

●微生物により症状の強さは異なり,CNSや*P. acnes*は臨床所見が乏しい。

●髄液検査(細胞数,蛋白,糖)が正常である症例もあり(20%は正

常），培養検査が最も重要である。

原因微生物

- グラム陽性球菌（CNS，*S. aureus*）や *P. acnes* が多い（表2）[2~4]。
- 副鼻腔や口腔内の操作が加わる場合は口腔内の嫌気性菌を意識する。複数菌であることも多い[6]。

治　療

- グラム陽性球菌，*P. acnes* が原因となる場合が多く，第一選択はバンコマイシンである。
- 膿瘍や骨髄炎合併の場合，4週以上の長い治療期間を必要とする。

表2　原因微生物

原因微生物	術後細菌性髄膜炎[2]	硬膜下膿瘍[3]	シャント関連感染症[4]
グラム陽性球菌			
CNS	62%		37%
S. aureus	8%	44%	18%
Enterococcus	8%		1%
Streptococcus		6%	
グラム陰性桿菌			
腸内細菌	9%	6%	4%
ブドウ糖非発酵菌	4%		3%
P. acnes		33%	9%
複数菌		13%	15%

（文献2～4をもとに作成）

表3　シャント関連感染症の治療成績

	治療方法	成功率
2期的治療 (two-stage procedure)	汚染シャントの除去 + EVD (external ventricular drain：脳室ドレーン) 挿入＋抗 菌薬＋CSF が無菌化，新しいシャント挿入	88〜96%
1期的治療 (one-stage procedure)	汚染シャントの除去と同時に新しいシャント 再挿入＋抗菌薬	64〜65%
保存的加療	抗菌薬投与のみ	34〜36%

可能な限り原因微生物を同定する努力をする。

●抜去可能なデバイスはできる限り抜去することが望ましい。

●シャント関連感染症の治療オプションに2期的，1期的，保存的加療がある。それぞれの成功率について**表3**にまとめる。

初期治療

薬剤名	投与量	投与間隔
バンコマイシン （塩酸バンコマイシン）	15〜20mg/kg （実際の体重を用いる）	8時間ごと　静注

・バンコマイシンは髄液移行性が悪く，通常よりも高用量の投与が必要である。

・投与開始から2〜3日後に血中濃度を測定し，適正治療量に修正する。

・バンコマイシンのトラフ値は15〜20μg/mLを目標とする。

①原因微生物がメチシリン耐性黄色ブドウ球菌 (MRSA)，CNS，
　P. acnes の場合はバンコマイシンを継続する。

②原因微生物がメチシリン感受性黄色ブドウ球菌 (MSSA) の場合

薬剤名	投与量	投与間隔
セフトリアキソン （ロセフィン®）	2g	12時間ごと　静注

③グラム陰性桿菌の場合

薬剤名	投与量	投与間隔
セフェピム （マキシピーム®）	2g	8時間ごと　静注

• 第1～2世代セフェム，ピペラシリン・タゾバクタム（ゾシン®）などは髄液移行不良なため使用しない。

治療期間

a. 術後細菌性髄膜炎[1]

● CNSやP. acnes，S. aureus，グラム陰性桿菌では10～14日の治療期間を推奨する専門家が多い。

● 症状が強い場合では長めの治療が推奨される（14～21日）。

● 髄液培養陽性が続く症例では，陰性化から10～14日の治療が必要である。

b. 硬膜下膿瘍

● ドレナージ後3～4週が目安であるが，定まった治療期間はない[6]。

● 骨髄炎を合併する場合は6～12週の治療が必要。

c. シャント関連感染症

● 治療期間については定まったものはなく，専門家により意見が異なる。

● 髄液培養の陰性化が1つの目標である。

● CNSやP. acnesの場合，再検した髄液培養が陰性となってから7日間抗菌薬を投与し，再シャント造設が可能[1]。

● S. aureusやグラム陰性桿菌の場合は再検した髄液培養が陰性となってから10日間抗菌薬を投与し，再シャント造設が可能[1]。

6 脳神経外科　145

●シャント抜去の場合も26％に再感染が起こる。治療後も慎重に観察する。

引用文献

1) Clin Infect Dis. 2017;doi:10.1093/cid/ciw861. [Epub ahead of print]
2) Neurology. 2008;70(12):943-7.
3) Ochsner J. 2014;14(2):188-94.
4) Clin Neurol Neurosurg. 2015;139:41-5.
5) Clin Infect Dis. 2001;32(2):179-85.
6) Mandell GL, et al, ed:Mandell, Douglas, and Bennett's Principles and Practice of Infectious Diseases. 7th ed. Churchill Livingstone, 2009, p1231-87.

（倉井華子）

第4章　手術別の感染症

7 泌尿器科

ポイント

- 泌尿器科手術は経尿道的手術，清潔手術，準清潔手術，汚染手術（消化管利用手術）の4つに分類される（表1）[1]。

- 泌尿器科手術後の感染症は主に尿路感染症（urinary tract infection：UTI）と手術部位感染症（surgical site infection：SSI）である。

- 汚染手術ではUTIとSSIの発生頻度がともに高く，腸内細菌〔*Escherichia coli*（*E. coli*），*Klebsiella*，*Enterococcus* など〕が原因菌になることが多い。

頻度とリスク因子

- 経尿道的手術，清潔手術，準清潔手術では術後感染症が起こることは少ないが，汚染手術ではUTIもしくはSSIが高頻度に起こる（表2）[2~4]。

- リスク因子は基礎疾患，年齢，肥満，手術時間などである[1]。

症　状

- 一般的なUTIと同じく，下部尿路症状（頻尿，排尿時痛）や上部尿路症状（腰背部痛）が現れる。

- 前立腺炎・腎盂腎炎では発熱や悪寒戦慄が認められやすい。

7 泌尿器科　　147

表1 手術の種類と主な術式

	主な術式
経尿道的手術	経尿道的膀胱腫瘍切除術(TURBT*[1]) 経尿道的前立腺切除術(TURP*[2]) 経尿道的尿管結石破砕術(TUL*[3])
清潔手術	腎摘除術 腎部分切除術 副腎摘除術
準清潔手術	腎尿管全摘除術 前立腺全摘除術
汚染手術(消化管利用手術)	膀胱全摘除術＋回腸導管造設術もしくは新膀胱造設術

*1:transurethral resection of bladder tumor
*2:transurethral resection of the prostate
*3:transurethral ureterolithotripsy

(文献1をもとに作成)

表2 手術の種類別のUTIとSSIの頻度

	UTI [2~4]	SSI [2, 4]
経尿道的手術	2~10%	—
清潔手術	1~3%	0~2%
準清潔手術	1~4%	2~4%
汚染手術(消化管利用手術)	11~33%	12.7~17%

(文献2~4をもとに作成)

検　査

- 身体診察，尿一般検査，血液検査，細菌学的検査(塗抹検査/培養検査)を行い，必要に応じて画像検査(超音波検査・CT検査)も行う。
- 前立腺炎を疑う場合は，直腸診で前立腺を触知することを忘れない(前立腺炎に対する尿検査の感度・特異度が低い)。

術後感染症の特徴

a. 経尿道的手術後の感染症

● 経尿道的手術後の感染症は主にUTIであり，その頻度は2～10%[2]。

● **尿道カテーテル留置中または抜去後48時間以内に診断されたUTI は，カテーテル関連尿路感染症として考える。**

b. 清潔手術後の感染症

● 清潔手術後の感染症は，主にSSIとUTIであるが，その頻度はともに3%以下とかなり低い[2]。

● 見逃してはいけない発熱の原因として，腎部分切除術後の切離面にできる尿の漏れがある。発生頻度は低く2～4.5%[5, 6]。

● 切断面からの尿の漏れに感染が伴わない場合もあるが，感染が起こって膿瘍化することもあるので，必要に応じて経皮的または経尿道的ドレナージを行い治療する。

c. 準清潔手術後の感染症

● 準清潔手術後に起こる主な感染症はSSI，UTIであるが，頻度は低く4%以下[2]。

● 準清潔手術の場合，1週間程度尿道カテーテルを留置することが多く，その間にUTIが起きた場合はカテーテル関連尿路感染症として治療する。

d. 汚染手術（消化管利用手術）後の感染症

● **SSIとUTIの発症頻度が高い。**

● SSIの頻度は12.7～17%で，発症の中央値は術後14.3日目（9～19

7 泌尿器科 149

日)[2, 4)]。

- UTIの頻度は11〜33％で，術後30日以内に多く，発症の中央値は術後15日目（14〜42日）[3, 4, 7)]。

原因微生物

- 泌尿器科手術における感染症では，ほとんどの場合でSSIあるいはUTIが問題となる。
- 手術方式によって感染を起こしやすい微生物が異なる。

a. SSI

- 清潔手術と準清潔手術は，術野からの汚染がほとんどないので，皮膚常在菌である黄色ブドウ球菌がSSIの原因菌になると考えられる。
- **尿路変更に遊離した腸管を利用する汚染手術では，腸内細菌（*E. coli*，*Klebsiella*，*Enterococcus*など）がSSIの原因菌になると考えられる。**

b. UTI

- 経尿道的手術・清潔手術・準清潔手術後のUTIの原因菌に関する検討はほとんどないが，一般的なUTIと同様に*E. coli*，*Klebsiella*などのグラム陰性桿菌が原因になることが多いと考えられる。
- **汚染手術後のUTIは腸内細菌（*E. coli, Klebsiella, Enterococcus*など）が原因菌になることが多く**[3, 7)]，嫌気性菌が関与する可能性は低いと考えられる。
- 泌尿器科手術後には尿路にカテーテルを長期的に留置することがあり，留置中にUTIが発生した場合には**カテーテル関連尿路感染症**

（catheter-associated urinary tract infection：CAUTI）として，原因菌にはSPACE（*Serratia*, *Pseudomonas*, *Acinetobacter*, *Citrobacter*, *Enterobacter*）も考慮する。

治　療

a.　SSI[8]

- SSIに対しては創の開放とドレナージを行う。
- ①炎症が広範囲に及ぶ場合，②切開部深層に強い炎症がある場合，③炎症が臓器/体腔に及ぶ場合，のうちいずれかを認める場合には，ドレナージとあわせて抗菌薬の投与を行う。
- 原因菌の同定に努め，菌名と薬剤感受性試験の結果をふまえて抗菌薬の適正化を行う。

SSIに対する抗菌薬治療の例

手術の種類	想定される原因菌	薬剤名	投与量	投与間隔
清潔手術・準清潔手術	メチシリン感受性黄色ブドウ球菌（MSSA）	セファゾリン（セファメジン®αなど）	1～2g	8時間ごと静注
	メチシリン耐性黄色ブドウ球菌（MRSA）	バンコマイシン（塩酸バンコマイシンなど）	15mg/kg	12時間ごと静注
汚染手術	腸内細菌，嫌気性菌	アンピシリン・スルバクタム（ユナシン®-S）	1.5～3g	6時間ごと静注
	腸内細菌嫌気性菌（ESBL産生菌の検出が多い施設）	セフメタゾール（セフメタゾン®）	1～2g	8時間ごと静注

▼

| 汚染手術 | 耐性傾向の強い
グラム陰性桿菌,
嫌気性菌 | ピペラシリン・
タゾバクタム
（ゾシン®） | 4.5
g | 6時間
ごと
静注 |

b. UTI[8]

- 術後のUTIに注意が必要なのは，経尿道的手術と汚染手術である。
- 経尿道的手術後のUTIは膀胱炎，前立腺炎，腎盂腎炎が含まれる。しかし，膀胱炎の症状と手術の影響（血尿・疼痛など）を区別するのは簡単ではない。そのため，経過を慎重に観察し，安易な抗菌薬の投与は避けるために尿のグラム染色を参考にする。
- 原因菌の同定に努め，抗菌薬の適正化を行う。

UTIに対する抗菌薬治療の例

疾患	薬剤名	投与量	投与間隔
前立腺炎 （軽症例）	ST合剤：スルファメトキサゾール・トリメトプリム （バクタ®）	2錠	12時間ごと 経口
	レボフロキサシン （クラビット®）	500mg	24時間ごと 静注または経口
	シプロフロキサシン （シプロキサン®）	400mg	12時間ごと 静注または経口
前立腺炎 （重症例で緑膿菌を含む耐性のグラム陰性桿菌の関与が疑われる場合）	ピペラシリン・タゾバクタム （ゾシン®）	4.5g	6時間ごと 静注
膀胱炎/腎盂腎炎 （軽症例）	セフトリアキソン （ロセフィン®）	2g	24時間ごと 静注

膀胱炎／腎盂腎炎 （軽症例でESBL産 生菌の検出が多い 施設）	セフメタゾール （セフメタゾン®）	1〜2g	8時間ごと 静注
腎盂腎炎 （重症例）	ピペラシリン・タゾバクタム （ゾシン®）	4.5g	6時間ごと 静注

治療期間 [8, 9]

a. SSI

● SSIの治療期間は定まった見解がない。このため，創部からの排膿の程度などを参考にして抗菌薬継続の必要性の有無を判断する。

● 改善傾向がみられない場合には専門科（感染症内科，皮膚科）に相談することが望ましい。

b. UTI

● 泌尿器科手術後のUTIの治療期間には明確な基準がないので，複雑性尿路感染症やカテーテル関連尿路感染症などの治療期間を参考にする。

UTIの治療期間

疾　患	治療期間
前立腺炎	2〜4週間
腎盂腎炎	7〜14日間

引用文献

1) Int J Urol. 2016;23(10):814-24.
2) J Infect Chemother. 2013;19(6):1093-101.
3) World J Urol. 2018;36(5):775-81.
4) Urol Oncol. 2016;34(12):532. e13-532. e19.
5) J Urol. 2005;173(1):42-7.
6) J Urol. 2007;177(6):2067-73.
7) Urology. 2016;94:96-101.
8) 大曲貴夫, 監:がん患者の感染症診療マニュアル. 改訂2版. 南山堂, 2012.
9) 青木　眞:レジデントのための感染症診療マニュアル. 第3版. 医学書院, 2015.

（斎木　寛, 園田　唯）

筆者の失敗談：経験が生む落とし穴

　膀胱全摘除術の後には腎盂腎炎が起きやすいことが知られています。そのため，術後に発熱を認めると，「原因は腎盂腎炎だろう」とたかをくくって，精査が不十分なままに治療が開始されることはよく見かけます。恥ずかしながら自分も経験があります。当たり前の話ですが，術後の発熱は腎盂腎炎以外でも起きるので，全身をくまなく精査しなければ本当の原因を見落としてしまいます。

　今回は腎盂腎炎と思いきや他に発熱の原因が隠れていたためヒヤッとした経験の話です。

　腎盂がんおよび浸潤性膀胱がんに対して腎尿管膀胱全摘除術を受けた70歳代の女性。手術は無事終了し経過も順調でしたが，術後11日目の朝に発熱したと報告を受けました。バイタルサインを確認すると，体温以外に異常はなく，患者の自覚症状もありません。身体診察を行ったところ，創部の感染徴候やCVA叩打痛は認めませんでしたが，右上腹部を念入りに触診すると少し痛がります。

　少し話はそれますが，膀胱全摘除術後には腸管尿管吻合部を保護するために1〜2週間尿管ステントを留置しておきます。尿管ステントを抜去した直後は，尿管の吻合部が浮腫のために尿の流れが悪くなって，腎盂腎炎が起こりやすくなります。この患者さんは前日に尿管ステントを抜去していました。

　尿管ステントを抜いた直後の発熱なので，腎盂腎炎が原因だと直線的に考えてしまいそうでしたが，どうも右上腹部の圧痛が気にかかります。右上腹部は手術操作の範囲内なので，そこに感染が起き

ても何ら不思議ではないのです。

　念のために超音波検査を行うことにしました。腎臓があったスペースに液体貯留などの異常はありません。ほっと胸をなでおろしそうになりましたが，念には念を入れて周囲を調べてみると，そこには壁肥厚を伴う緊満した胆嚢が。

　誰がどうみても胆嚢炎が疑わしい所見です。

　血液検査でも炎症反応と肝胆道系酵素の上昇を認め，急性胆嚢炎と診断し，その日のうちに緊急で経皮経肝胆嚢ドレナージ（percutaneous transhepatic gallbladder drainage：PTGBD）を行ってことなきを得ました。

　報告によると，膀胱全摘除術後の11〜33％で腎盂腎炎が起こるとされており，術後の発熱の原因として目を光らせなければなりません。

　泌尿器関連の手術後に発熱が起こると「原因は尿路感染症だろう」という先入観を持って精査を行いがちになり，重要な訴えや所見を見落とすことにもつながります。今回は右上腹部が手術野だったために，念入りに精査をしましたが，気づけなかった可能性も十分あります。

　臨床経験を積めば積むほど，その先が予測できるようになる反面，先入観が植えつけられます。時に先入観は診療の足を引っ張ってしまうことがあります。

　どんなときでも，全身をくまなく診察することの重要性を再認識した学び多き一例でした。こんなときは，ドキドキしながら毎日一生懸命診察していた研修医時代を思い出します。

　「初心忘るべからず」ですね。

（斎木　寛）

第4章 手術別の感染症

8 整形外科

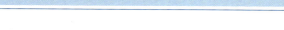

ポイント

- ブドウ球菌が最も重要な微生物であり黄色ブドウ球菌[*Staphylococcus aureus*(*S. aureus*)], コアグラーゼ陰性ブドウ球菌(coagulase-negative staphylococci:CNS)の関与を常に念頭に置く。
- 血流感染症の合併も多いため血液培養を積極的に採取する。
- 治療期間が長くなるため, 可能な限り微生物学的診断を優先する。
- ブドウ球菌による人工物感染の場合はリファンピシンを積極的に併用する。
- 人工物が残った場合は内服抗菌薬の長期投与も考慮する。

頻度とリスク因子

- 人工関節の感染性関節炎は膝関節で0.8〜1.9%, 股関節で0.3〜1.7%程度の頻度でみられる。リスク因子となるのは肥満, 手術の既往, 免疫抑制(悪性腫瘍, ステロイド, 糖尿病など), 長時間の手術などである[1]。
- 骨折の手術後の固定器具に関連した感染症は閉鎖骨折で1.8%程度, 開放骨折では汚染度が高いほど感染率は高くなり, 最大で27%程度といわれる。
- 椎体椎間板炎は菌血症に続発して起きることが多く, 特に*S. aureus*菌血症に合併する。頻度が高いのは腰椎(58%)でありついで胸椎(30%), 頸椎(11%)と続く[2]。

症状・検査

a. 人工関節の感染症

- 術後の発症時期により早期（early-onset：3カ月以内），後期（late-onset：12～24カ月以降），およびその中間（delayed-onset）に分類される。

- 急性期の症状は疼痛，発赤，腫脹，排膿などである。瘻孔の存在は慢性の感染症の存在を示唆する。しばしば関節の痛みを呈するのみで外表面からの診察のみでははっきりしない場合がある。診断がはっきりしない場合は関節液の採取を行う。

- 関節液を採取する場合は蜂窩織炎を呈している部分を避けて穿刺する。

- 関節液の所見のカットオフ値は複数存在するため，代表的な例を表1[3]に挙げる。最終的には総合的に判断する。

- ほかに上昇する理由がなければ血清の炎症反応も参考になるが，すべての症例で上昇するとは限らず，また手術の侵襲のみでも上昇するため単独で判断の根拠とするのは難しい。

- 手術中の検体で診断を行う場合は最低2箇所，理想的には5，6箇

表1　人工関節感染症における関節液所見

			感度	特異度
膝関節	細胞数	＞1,100/μL	91%	88%
	好中球の割合	＞64%	95%	95%
股関節	細胞数	＞4,200/μL	84%	93%
	好中球の割合	＞80%	84%	82%

（文献3より引用）

所の人工物周囲の組織または抜去された人工物そのものを培養検査に提出する[4]。

●可能なら術前に最低2週間抗菌薬を中止すると術中に採取された検体での培養検出率が上がる[4]。

b. 骨折手術後の感染症

●早期（2週間以内），後期（10週間以降）とその中間にわけられる。

●早期の感染症は発赤，疼痛，滲出液の変化や増加，創部の治癒の遷延を呈する。後期の症状は疼痛や創部の離開が先行してから局所の炎症が明らかになることがある。

●定まった診断基準はなく，臨床所見，画像での変化，検出された微生物の組み合わせで総合的に判断する必要がある。

c. 椎体椎間板炎

●*S. aureus*菌血症の患者が新たに頸部痛，腰背部痛を訴えた場合は椎体椎間板炎の合併を疑うべきである。特に背部痛は最も頻度が高い。菌血症の治療をしても炎症反応が持続している場合も鑑別に挙げる。

●椎体炎の存在診断にはMRIによる評価が最も感度・特異度に優れる。

●血液培養で40〜60％の原因微生物が判明するので必ず治療の前に採取する[2]。

●高齢者や免疫不全者，経過の長い症例では肺病変の有無にかかわらず結核性椎体炎も鑑別に挙げて抗酸菌培養を行う。

原因微生物

●ブドウ球菌属は人工物表面によく定着するため*S. aureus*，CNSと

もに術後のすべての期間を通じて最も考慮すべき細菌である。

● 人工関節，固定用デバイスのいずれも早期であるほど毒性の強い微生物の関与が主体となり，後期になると毒性の弱い微生物が問題になる（表2[3]，3[5]）。最も毒性が強く，強い症状を呈するのは*S. aureus*である。

● CNS，*Propionibacterium*，*Enterococcus*属は弱毒菌であり，全身の炎症反応や局所の所見は弱いことがある。

● 血腫の形成や壊死組織が存在する場合は嫌気性菌の関与も考慮する。嫌気性菌は培養では検出されないことがある。塗抹で見えた微生物が培養では検出されなかったときは関与を疑う。

表2　人工関節感染症の原因微生物

原因微生物	股関節と膝		股関節	膝関節	肩	肘
	全体	早期				
Staphylococcus aureus	27	38	13	23	18	42
CNS	27	22	30	23	41	41
*Streptococcus*属	8	4	6	6	4	4
*Enterococcus*属	3	10	2	2	3	0
好気性グラム陰性桿菌	9	24	7	5	10	7
嫌気性菌 *Propionibacterium acnes*（アクネ菌）	4	3	9	5	24	1
培養陰性	14	10	7	11	15	5
複数菌	15	31	14	12	16	3

数字は%

（文献3より引用）

表3 骨折の固定術後のデバイス感染症の原因微生物：微生物の分布

S. aureus (MSSA，MRSA)	43.5%
CNS	32.9%
*Streptococcus*属	9.0%
好気性グラム陰性桿菌	7.6%
*Enterococcus*属	3.7%
嫌気性菌	0.1%
真菌	1.2%

（文献5より引用）

- 椎体椎間板炎の原因微生物で最も多いのは*S. aureus*である。ついで*E. coli*が多い。*E. coli*は尿路感染からの波及の際に原因となる。脊椎の手術後に固定器具を用いた場合にはCNS，*Propionibacterium acnes*が原因となることが多い。

治　療

- 治療薬は検出された微生物に応じて決定するのが原則である。培養を採取する前に抗菌薬を開始するのは治癒を先延ばしにすることはあっても早めることは決してない。
- 検体が得られた上で，経験的治療を開始するのであれば，グラム染色を行って判断するのが望ましい。グラム陽性球菌が認められた場合はCNS，*S. aureus*をカバーしたバンコマイシンが適切である。

初期治療

薬剤名	投与量	投与間隔
バンコマイシン (塩酸バンコマイシン)	15〜20mg/kg	12時間ごと　静注

• 投与開始から2〜3日後に血中濃度を測定して適正治療量に修正する。
• トラフ値は15〜20μg/mLを目標とする。

● 椎体椎間板炎の場合，神経学的な異常がなく，血行動態も安定している場合は微生物学的な診断がつくまでは経験的抗菌薬治療を控える[4]。

● 一般にこの領域の感染症は治療期間が長くなるため，適切な抗菌薬の選択のためには微生物学的な診断を極力優先させねばならない。

● 微生物が明らかになれば微生物に最適化した抗菌薬を選択する (表4)[5]。

● 急性期の治療は点滴投与で行い，その後は吸収の良い内服抗菌薬での治療に移行する (表5)[5]。

● *Staphylococcus*による人工物に関連した感染症ではリファンピシンとキノロン系の併用により治療効果が改善する[6]。その他の菌種における併用の有用性は不明である。

治療期間

a. 人工関節の感染症

● 人工関節の感染症では外科的治療の有無で期間が変わる[3]。近年は適応を満たした例でデブリードマンの手術のみ行い，人工物を除去せずに抗菌薬投与で治療を完遂させるDAIR (debridement, antibiotics, and implant retention) と呼ばれる治療戦略が試みられている (図1)[3]。

表4 微生物別の治療薬

原因微生物	薬剤名	投与量	投与間隔	備考
S. aureus (MSSA)	セファゾリン (セファメジン®)	2g	8時間ごと 静注	
S. aureus (MRSA)	バンコマイシン (塩酸バンコマイシン)	15〜20 mg/kg	12時間ごと 静注	投与開始から2〜3日後に血中濃度を測定して適正治療量に修正する
	ダプトマイシン (キュビシン®)	6 mg/kg	24時間ごと 静注	
Enterococcus (ペニシリン感受性)	アンピシリン (ビクシリン®)	2g	4〜6時間ごと 静注	
Enterococcus (ペニシリン耐性)	バンコマイシン (塩酸バンコマイシン)	15〜20 mg/kg	12時間ごと 静注	投与開始から2〜3日後に血中濃度を測定して適正治療量に修正する
*Propionibacterium*属	バンコマイシン (塩酸バンコマイシン)	15〜20 mg/kg	12時間ごと 静注	投与開始から2〜3日後に血中濃度を測定して適正治療量に修正する
腸内細菌科	感受性のあるβラクタム			
Enterobacter, *Pseudomonas*などの非発酵菌	セフェピム (マキシピーム®)	2g	8時間ごと 静注	感受性がある場合
	メロペネム (メロペン®)	1g	8時間ごと 静注	感受性がある場合
嫌気性菌	メトロニダゾール (アネメトロ®)	500mg	8時間ごと 静注	

(文献5より引用)

表5 内服で用いる治療薬

原因微生物	薬剤名	1回投与量	投与間隔	備考
*Staphylococcus*属	リファンピシン（リファジン®）	450mg	1日2回	下記のいずれかと併用する
	レボフロキサシン（クラビット®）	500mg	1日1回	米国では500mg×2または750mg×1
	シプロフロキサシン（シプロキサン®）	400mg	1日2回	米国では750mg 1日2回
	ST合剤（バクタ®）	1回2錠	1日3回	
	ミノサイクリン（ミノマイシン®）	100mg	1日2回	
	クリンダマイシン（ダラシン®）	300mg	1日4回	
	リネゾリド（ザイボックス®）	600mg	1日2回	
Enterococcus（ペニシリン感受性）	アモキシシリン（サワシリン®）	750mg	1日4回	
Enterococcus（ペニシリン耐性）	リネゾリド（ザイボックス®）	600mg	1日2回	
*Propionibacterium*属	クリンダマイシン（ダラシン®）	300mg	1日4回	
腸内細菌科	シプロフロキサシン（シプロキサン®）	400mg	1日2回	米国では750mg 1日2回
*Enterobacter, Pseudomonas*などの非発酵菌	シプロフロキサシン（シプロキサン®）	400mg	1日2回	米国では750mg 1日2回
嫌気性菌	メトロニダゾール（アネメトロ®）	500mg	1日3回	

（文献5より引用）

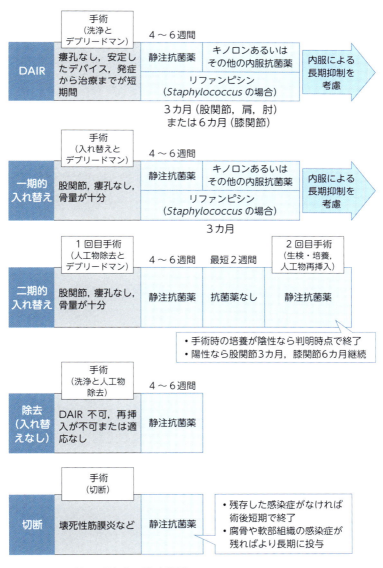

図1 人工関節の感染症の治療期間 (文献3より引用)

b. 骨折手術後の感染症

●骨折の固定術後の感染症では定まった治療期間はない。術後早期の感染症で経過が良い場合は合計で3カ月程度，後期の感染症の場合はデバイスが残存している限り継続する場合もある。

c. 椎体椎間板炎

●椎体椎間板炎では最低6週間の治療が推奨されている[7]。

●椎体椎間板炎の治療期間は高リスク群（原因微生物がMRSA，ドレナージしなかった膿瘍，末期腎不全）では8週間以上に治療を延長すると再発リスクを下げられる可能性が示唆されている[8]。

引用文献

1) Infect Control Hosp Epidemiol. 2012;33(8):774-81.
2) N Engl J Med. 2010;362(11):1022-9.
3) Clin Microbiol Rev. 2014;27(2):302-45.
4) Clin Infect Dis. 2013;56(1):e1-25.
5) Bennett JE, et al, ed:Mandell, Douglas, and Bennett's Principles and Practice of Infectious Diseases. 8th ed. Saunders, 2014.
6) JAMA. 1998;279(19):1537-41.
7) Clin Infect Dis. 2015;61(6):e26-46.
8) Clin Infect Dis. 2016;62(10):1262-9.

（藤田崇宏）

第 **5** 章

外科手術が必要となる疾患と
抗菌薬治療

第5章 外科手術が必要となる疾患と抗菌薬治療

1 急性虫垂炎

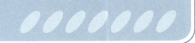

ポイント

- 急性虫垂炎の診断では，病歴や身体所見が重要である。
- 急性虫垂炎に対する治療の原則は外科手術であるが，単純性虫垂炎では抗菌薬による保存的治療が可能なケースもある。

リスク因子

- 虫垂穿孔のリスク[1]は以下の通りである。
  ① 男性
  ② 高齢者
  ③ 基礎疾患が3つ以上ある
  ④ 健康保険がない
- 発症後48時間以上経過すると穿孔する可能性が高くなる[2]。
- 糞石は穿孔を合併する壊疽性虫垂炎患者の約50％に認める[2]。

臨床症状と身体所見（表1, 2）[3]

- **症状の出現順序が重要である。**
  ① 疼痛（心窩部や臍周囲）→② 食欲不振，嘔気・嘔吐→③ 圧痛（右下腹部が多い）→④ 発熱→⑤ 白血球数増加
- 嘔気・嘔吐が疼痛に先行する場合，虫垂炎の可能性は低い[3]。
- 腹膜刺激症状についてはheel-drop testの感度が93％と高く除外診断に有用である[4]。

表1 虫垂炎の臨床症状

	感度 （%）	特異度 （%）	LR+ （95% CI）	LR− （95% CI）
嘔吐に先行する痛み	100	64	2.8 (1.9-3.9)	0
以前に同様の痛みが ない	86	40	1.5 (1.5-1.7)	0.32 (0.25-0.42)
食欲不振	68	36	1.3 (1.2-1.4)	0.64 (0.54-0.75)
嘔　気	58	37	0.69-1.2	0.70-0.84
嘔　吐	51	45	0.92 (0.82-1.0)	1.1 (0.95-1.3)
痛みの移動 （心窩部→右下腹部）	64	82	3.2 (2.4-4.2)	0.50 (0.42-0.59)
右下腹部痛	84	90	7.3-8.5	0-0.28
発　熱	67	79	1.9 (1.6-2.3)	0.58 (0.51-0.67)

（文献3より引用）

表2 虫垂炎の身体所見

	感度 （%）	特異度 （%）	LR+ （95% CI）	LR− （95% CI）
反跳痛	63	69	1.1-6.3	0-0.86
筋性防御	73	52	1.7-1.8	0-0.54
筋硬直	20	89	3.8 (3.0-4.8)	0.82 (0.79-0.85)
腸腰筋徴候	16	95	2.4 (1.2-4.7)	0.90 (0.83-0.98)
直腸診での圧痛	41	77	0.83-5.3	0.36-1.1

（文献3より引用）

検　査

- 血液検査（白血球数やCRPは非特異的なマーカー）。
- 腹部超音波検査〔感度83％，特異度93％とする報告もあるが[5]，検者や機器の能力に左右されることが欠点。**虫垂腫大（≧径6mm），壁肥厚**，圧迫で変形しない，**周囲の液体貯留，糞石**などが重要な所見〕。
- CT検査〔5mmスライスで感度99％，特異度98％とする報告があり[6]，**虫垂腫大（≧6mm），壁の肥厚（≧2mm）と造影効果，周囲の脂肪織濃度上昇，糞石**などが重要な所見〕。
- MRI検査（感度97％，特異度95％とする報告があり[7]，特に妊婦では有用な選択肢）。

診　断

- Alvarado score（表3）[8] が4点未満では虫垂炎は考えにくい[9]。7

表3　Alvarado score

症状・身体所見	点数	検査所見	点数
痛みの移動 （心窩部→右下腹部）	1	白血球数増加（＞10,000／μL）	2
食欲不振	1	白血球左方移動	1
嘔気・嘔吐	1		
右下腹部圧痛	2		
反跳痛	1		
発熱（＞37.3℃）	1		
合　計			
10			

（文献8より引用）

点以上で感度82%，特異度81%とする報告があるが，女性では診断精度が落ちるとされており注意を要する[10]。

- **高齢者，妊婦，免疫不全患者，精神疾患患者では，典型的な症状や身体所見を示さないことがあるため**，積極的に画像検査も行い総合的に診断する。

原因微生物

- 腸内細菌科のグラム陰性桿菌（*Escherichia coli*など）と嫌気性菌（*Bacteroides fragilis*など）による混合感染のことが多い。穿孔性虫垂炎で検出される原因菌を表4[11]に示す。

表4　穿孔性虫垂炎の原因菌

原因菌	患者の割合（％）
嫌気性菌	
Bacteroides fragilis	80
Bacteroides thetaiotaomicron	61
Bilophila wadsworthia	55
Peptostreptococcus species	46
好気性菌	
Escherichia coli	77
Streptococcus viridans	43
Group D *Streptococcus*	27
Pseudomonas aeruginosa	18

（文献11より引用）

治　療

- 急性虫垂炎に対する治療の原則は外科手術である[11]。特に穿孔性虫垂炎で汎発性腹膜炎を伴う場合は緊急手術の適応。

a. 抗菌薬による保存的治療 (表5) [12, 13]

- 穿孔や膿瘍形成を伴わない単純性虫垂炎の中には，抗菌薬による保存的治療が可能なケースもある[9, 14]。
- ただし保存的治療には再発の問題があり，抗菌薬治療を行った患者の27.3％が初回虫垂炎発症から1年以内に手術が行われたという報告もある[15]（視点を変えれば，約70％は手術回避可）。
- 抗菌薬治療失敗の予測因子としてCRP＞4mg/dL，糞石という報告や[16]，CT上虫垂腫大（≧9mm），周囲脂肪織混濁，腹水，若年者（≦18歳），白血球数≧13,500/μLという報告がある[17]。
- 虫垂炎の原因が腫瘍の可能性もあるため，後述する待機的虫垂切除術を考慮する[18]。

表5　抗菌薬による保存的治療

薬剤名	投与量	投与間隔
（軽症～中等症） セフメタゾール （セフメタゾン®）	1～2g	8時間ごと　静注
（重症） ピペラシリン・タゾバクタム （ゾシン®）	4.5g	6時間ごと　静注

（文献12, 13をもとに作成）

b. 待機的虫垂切除術 (interval appendectomy：IA)

- 限局性の膿瘍形成を伴う虫垂炎では，術後合併症を減らすために，はじめに抗菌薬による保存的治療（膿瘍が大きな場合は，経皮的膿瘍ドレナージを追加）によって炎症の鎮静化を図り，その後で虫垂切除を行うIAを選択肢に挙げる。

- 待機時間については，長期になると再燃の危険性が増すため，3～6カ月間とする施設が多い。糞石合併例では待機期間中早期に再燃する傾向があり，3カ月未満の待機時間を推奨する報告もある[19]。

治療期間

- 膿瘍や限局性腹膜炎を伴わない非穿孔性虫垂炎では，周術期抗菌薬は24時間以内に終了する[12, 20]。

- 穿孔性虫垂炎の治療期間は，ソースコントロールが十分にされており，①発熱などの臨床症状の消失，②白血球数の正常化，③消化管機能の正常化を確認できれば4～7日が推奨される[12]。術後ドレナージ不良域が存在する場合は治療期間が長くなることも多く，具体的には腹腔内膿瘍に準じて最低4週間継続することもある[21]。

(引用文献)

1) JAMA Surg. 2014；149(8)：837-44.
2) 福井次矢，他．日本語版監修：ハリソン内科学．第5版．メディカル・サイエンス・インターナショナル，2017.
3) JAMA. 1996；276(19)：1589-94.
4) Am J Surg. 1973；125(6)：721-2.
5) Radiology. 2006；241(1)：83-94.
6) Radiology. 2000；216(1)：172-7.
7) Acad Radiol. 2010；17(10)：1211-6.

8) Ann Emerg Med. 1986;15(5):557-64.
9) N Engl J Med. 2015;372(20):1937-43.
10) BMC Med. 2011;9:139.
11) Townsend CM, et al, ed:Sabiston Textbook of Surgery. 20th ed. Elsevier, 2016.
12) Clin Infect Dis. 2010;50(2):133-64.
13) 青木　眞:レジデントのための感染症診療マニュアル. 第3版. 医学書院, 2015.
14) BMJ. 2012;344:e2156.
15) JAMA. 2015;313(23):2340-8.
16) J Gastrointest Surg. 2010;14(2):309-14.
17) 日消外会誌. 2011;44(11):1347-54.
18) Am J Surg. 2015;209(3):442-6.
19) 日腹部救急医会誌. 2012;32(4):771-4.
20) Can J Infect Dis Med Microbiol. 2010;21(1):11-37.
21) Clin Infect Dis. 1996;23(3):592-603.

（石井隆弘）

第5章 外科手術が必要となる疾患と抗菌薬治療

②消化管穿孔

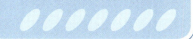

ポイント

- 消化管穿孔は二次性腹膜炎の原因のひとつであり、治療には早急な**外科的ドレナージ**が不可欠である。
- 抗菌薬は**穿孔部位（上部・下部）**、**発症場所（市中・院内）**、**患者の重症度**などをもとに決定する。

リスク因子

- 臓器別のリスク因子を表1 [1,2]に示す。
- 二次性腹膜炎の原因として、胃十二指腸潰瘍穿孔、虫垂炎、結腸穿孔が多い[3]。
- 大腸の悪性腫瘍による穿孔部位で一番多いのはS状結腸である[4]。

表1 穿孔のリスク因子

臓 器	リスク因子
食 道	医原性（内視鏡・手術関連）、外傷、腫瘍、特発性（Boerhaave症候群）
胃	胃潰瘍、医原性（内視鏡・手術関連）、外傷、腫瘍
十二指腸	十二指腸潰瘍、医原性（内視鏡・手術関連）、外傷
小 腸	腸閉塞、腸管虚血、ヘルニア嵌頓、クローン病、医原性（内視鏡・手術関連）、外傷、腫瘍、Meckel憩室
大腸・虫垂	虫垂炎、憩室炎、腫瘍、医原性（内視鏡・手術関連）、外傷、腸管虚血、捻転、潰瘍性大腸炎、クローン病

（文献1, 2をもとに作成）

臨床症状と身体所見

● 穿孔部位により腹痛の出現様式が異なる。たとえば，胃潰瘍穿孔では胃内容物が腹腔内に大量に流出することにより急激に上腹部痛が出現し，その数分後に腹部全体に広がるのに対し，虫垂穿孔後の腹痛の広がり方は緩徐なことが多い[1]。

● 腹膜刺激症状の確認は，反跳痛に比べて非侵襲的な①打診による圧痛，②筋性防御，③筋硬直で十分といわれている（表2）[5]。

表2　身体所見

	感度(%)	特異度(%)	LR+	LR−
筋性防御	13〜90	40〜97	2.2	0.6
筋硬直	6〜66	76〜100	3.7	0.7
反跳痛	37〜95	13〜91	2	0.4
打診による圧痛	57〜65	61〜86	2.4	0.5

(文献5より引用)

検査

● 血液検査。

● 血液培養（抗菌薬開始前に必ず2セット採取）。

● 腹水検査〔手術やドレナージを施行した場合は必ず採取。腹水中の多核白血球数 $\geq 250/\mu L$ に加えて，Runyon's criteria（①総蛋白 $> 1.0 g/dL$，②糖 $< 50 mg/dL$，③LDH $>$ 血清基準値上限）のうち2項目以上を満たした場合は，二次性腹膜炎の可能性を考える[6]。さらにグラム染色で原因微生物の推定に努める〕。

● CT検査（free airの検出は，単純X線と比較して感度・特異度ともに高く有用であり，穿孔部位の検索には，①腸管壁肥厚，②腸管壁

欠損，③**腸管外の air** が重要な所見である[7]）。

- 単純 X 線。
- 腹部超音波検査。

診　断

- 病歴，身体所見，CT などの画像検査所見をもとに診断する。
- 先述した Runyon's criteria は二次性腹膜炎の診断において有用と考えられており，感度 66.6％，特異度 89.6％という報告もある[8]。
- 高齢者やステロイド・免疫抑制剤投与中の患者では，敗血症の徴候が乏しい場合があり注意を要する[9]。

原因微生物（表3）[1, 10〜12]

- 通常は複数菌感染症である。
- **穿孔部位の常在細菌叢によって原因菌が異なる。** すなわち，上部消化管（トライツ靱帯より上）では口腔内レンサ球菌や口腔内嫌気性菌が原因菌になり，下部消化管（トライツ靱帯より下）では腸内細菌科のグラム陰性桿菌（*Escherichia coli* など）や嫌気性菌（*Bacteroides fragilis* など）が原因菌になる。
- 市中発症の重症例や医療曝露歴がある場合は，エンテロバクターや緑膿菌も原因菌になりうる。

治　療

- **ソースコントロールが最も重要**であり，早急に**外科的ドレナージ**を行う。なお，ソースコントロール失敗を予測する臨床的因子には以下のものがある（表4）[9]。

表3 原因菌

	発症場所と重症度	原因菌
上部消化管（トライツ靱帯より上）	市中発症（軽症～中等症）	口腔内レンサ球菌（緑色レンサ球菌など），口腔内嫌気性菌，大腸菌，クレブシエラ，プロテウス
	市中発症（重症），院内発症	（上記に加えて）緑膿菌，エンテロバクター，セラチア，アシネトバクター
下部消化管（トライツ靱帯より下）	市中発症（軽症～中等症）	大腸菌，クレブシエラ，プロテウス，バクテロイデス，クロストリジウム
	市中発症（重症），院内発症	（上記に加えて）緑膿菌，エンテロバクター，セラチア，アシネトバクター

（文献1，10～12をもとに作成）

表4 ソースコントロール失敗を予測する臨床的因子

- 初期治療開始の遅れ（＞24時間）
- 重症疾患（APACHE Ⅱ score ≧15点）
- 高　齢
- 併存疾患と臓器障害の程度
- 低アルブミン
- 低栄養状態
- 腹膜病変の程度，びまん性腹膜炎
- デブリードマンやドレナージが不十分
- 悪性腫瘍の存在

（文献9より引用）

抗菌薬

- 原因菌（表3）[1, 10～12]を参考に経験的治療を決定する（表5）[9, 13]。
- 市中発症の重症例や医療曝露歴がある場合は，エンテロバクターや緑膿菌をカバーする。
- 経験的治療において，腸球菌やカンジダをルーチンでカバーする必

表5 治療

①上部消化管（トライツ靱帯より上）で市中発症（軽症〜中等症）

薬剤名	投与量	投与間隔
アンピシリン・スルバクタム （ユナシン®-S）	3g	6時間ごと　静注
セフメタゾール （セフメタゾン®）	1〜2g	8時間ごと　静注

・大腸菌に対するアンピシリン・スルバクタムの感受性率が低い施設ではセフメタゾールを選択する。

②上部消化管（トライツ靱帯より上）で市中発症（重症），院内発症

薬剤名	投与量	投与間隔
ピペラシリン・タゾバクタム （ゾシン®）	4.5g	6時間ごと　静注

③下部消化管（トライツ靱帯より下）で市中発症（軽症〜中等症）

薬剤名	投与量	投与間隔
セフメタゾール （セフメタゾン®）	1〜2g	8時間ごと　静注

④下部消化管（トライツ靱帯より下）で市中発症（重症），院内発症

薬剤名	投与量	投与間隔
ピペラシリン・タゾバクタム （ゾシン®）	4.5g	6時間ごと　静注

（文献9, 13をもとに作成）

要はない。しかし，免疫不全患者や再発する腹膜炎ではカバーすることを考慮する[14]。

治療期間

- ソースコントロールが十分にされており，臨床経過の指標として，①発熱などの臨床症状の消失，②白血球数の正常化，③消化管機能の正常化を確認できれば4〜7日が推奨される[9]。術後ドレナージ不良域が存在する場合は治療期間が長くなることも多く，具体的には膿瘍に準じて最低4週間継続することもある[15]。

三次性腹膜炎〔第4章①②「結腸・直腸手術における感染症」（p85）も参照〕

- 三次性腹膜炎は，**二次性腹膜炎に対する適切な治療後も持続する腹膜炎**，または**適切な治療後48時間以降に再発する腹膜炎**と定義される[16]（「適切な治療」については，二次性腹膜炎の場合はドレナージを含めた外科的治療に加えて5〜7日間の抗菌薬治療とするものもある[17]）。Panhoferら[18]は，腹膜炎で手術を受けた122症例のうち69症例（56.6%）で三次性腹膜炎が発症したと報告している。
- 重症患者や免疫不全患者に多く，死亡率は30〜60%と高い[19]。
- 二次性腹膜炎と異なり，病原性の低い腸球菌やカンジダが原因菌となりやすい[20]。
- 治療期間については，カンジダでは2〜3週間[21]という記載や，真菌感染を除いて14日間を超えるべきではない[17]という記載はあるが，明確な基準は示されていない。そのため，臨床経過を確認しながら判断する必要があり長期投与することも多い。

引用文献

1) Bennett JE, et al, ed:Mandell, Douglas, and Bennett's Principles and Practice of Infectious Diseases. 8th ed. Saunders, 2015.

2) Cahalane, MJ:Overview of gastrointestinal tract perforation. In:UpToDate, Post, TW (Ed), UpToDate, Waltham, MA, 2018.

3) J Med Life. 2014;7(2):132-8.

4) Ann Surg. 1974;180(5):734-40.

5) McGee SR:Evidence-Based Physical Diagnosis. 3rd ed. Saunders, 2012.

6) Gastroenterology. 1990;98(1):127-33.

7) Abdom Imaging. 2014;39(4):802-23.

8) J Hepatol. 2010;52(1):39-44.

9) Clin Infect Dis. 2010;50(2):133-64.

10) Cleve Clin J Med. 2007;74 Suppl 4:S29-37.

11) Acta Chir Belg. 2006;106(1):2-21.

12) Infection. 2009;37(6):522-7.

13) 青木　眞：レジデントのための感染症診療マニュアル. 第3版. 医学書院, 2015.

14) Can J Infect Dis Med Microbiol. 2010;21(1):11-37.

15) Clin Infect Dis. 1996;23(3):592-603.

16) Crit Care Med. 2005;33(7):1538-48.

17) Surg Clin North Am. 2006;86(6):1323-49.

18) Langenbecks Arch Surg. 2009;394(2):265-71.

19) Am Surg. 2000;66(2):157-61.

20) Crit Care Med. 2003;31(8):2228-37.

21) World J Emerg Surg. 2011;6:7.

（石井隆弘）

第5章　外科手術が必要となる疾患と抗菌薬治療

3 胆嚢炎

ポイント

- Sonographic Murphy's sign は特異度が高く，診断に有用である。
- **急性胆嚢炎に対する治療の原則は外科手術**だが，重症度に応じた適切な治療法の選択が必要となる。

壊疽性・気腫性・穿孔性胆嚢炎のリスク因子

- 男性，高齢，合併症（糖尿病など），発熱（≧38℃以上），白血球数増加（≧15,000～18,000/μL）などが挙げられる[1]。

臨床症状と身体所見

- 発熱，右上腹部痛，嘔気・嘔吐が主症状である（表1）[2]。ただし，**高齢者は典型症状を示さないことも多いため注意を要する。**
- Murphy 徴候は特異度が高く，診断に有用である（表2）[2]。

検　査

- 血液検査（白血球数やCRPは非特異的なマーカー。ALPやビリルビンの上昇は，総胆管結石やMirizzi症候群による胆道閉塞合併がない限り一般的には認めない）。
- 血液培養（陽性率は7.7～15.8%[3]。治療期間を決定する上でも重要であり，抗菌薬開始前に必ず2セット採取）。
- 胆汁培養（胆嚢ドレナージを施行した場合は採取し，グラム染色で

表1 胆嚢炎の臨床症状

	感　度 (%)	特異度 (%)	LR+ (95% CI)	LR− (95% CI)
右上腹部痛	81	67	1.5 (0.9-2.5)	0.7 (0.3-1.6)
食欲不振	65	50	1.1-1.7	0.5-0.9
嘔　気	77	36	1.0-1.2	0.6-1.0
嘔　吐	71	53	1.5 (1.1-2.1)	0.6 (0.3-0.9)
発　熱	35	80	1.5 (1.0-2.3)	0.9 (0.8-1.0)

（文献2より引用）

表2 胆嚢炎の身体所見

	感　度 (%)	特異度 (%)	LR+ (95% CI)	LR− (95% CI)
Murphy徴候	65	87	2.8 (0.8-8.6)	0.5 (0.2-1.0)
右上腹部圧痛	77	54	1.6 (1.0-2.5)	0.4 (0.2-1.1)
右上腹部腫瘤	21	80	0.8 (0.5-1.2)	1.0 (0.9-1.1)
反跳痛	30	68	1.0 (0.6-1.7)	1.0 (0.8-1.4)
筋性防御	45	70	1.1-2.8	0.5-1.0
筋硬直	11	87	0.50-2.32	1.0-1.2
直腸診での圧痛	8	82	0.3-0.7	1.0-1.3

（文献2より引用）

原因微生物の推定に努める）。

- 腹部超音波検査（所見を表3に示す。特にsonographic Murphy's signは特異度が95％と高く[1]，診断に有用である）。
- CT検査〔超音波検査と比べて感度が低い[4]。胆嚢炎の診断が困難な場合や，合併症（穿孔や膿瘍形成など）を疑う場合に施行する〕。

表3　腹部超音波検査所見

主項目
• 胆嚢腫大（長軸径＞8cm，短軸径＞4cm） • 胆嚢壁肥厚（＞4mm） • 嵌頓胆嚢結石 • デブリエコー • sonographic Murphy's sign
追加項目
• 胆嚢周囲滲出液貯留 • 胆嚢壁hypoechoic layer • 不整な多層構造を呈する低エコー帯 • ドプラシグナル

（文献1より引用）

診　断

- 急性胆嚢炎の診断を確定したら，速やかに**重症度判定**を行う（表4，5）[5,6]。

原因微生物

- 原因微生物は，主に大腸菌やクレブシエラなどの腸内細菌や嫌気性菌（*Bacteroides fragilis*など）である（表6，7）[3]。

表4 診断基準

A：局所の炎症所見
・Murphy徴候　・右上腹部の腫瘤触知・自発痛・圧痛
B：全身の炎症所見
・発熱　・CRPの上昇　・WBCの上昇
C：急性胆嚢炎の特徴的画像所見
・疑診：Aのいずれか＋Bのいずれか　・確診：疑診＋C

・Tokyo guideline (TG13) 診断基準の評価→感度91.2％，特異度96.9％[5]

(文献5, 6をもとに作成)

表5 重症度判定基準

Grade Ⅲ（重症）
以下のいずれかを伴う ・循環障害（ドーパミン≧5μg/kg/分，もしくはノルアドレナリンの使用） ・中枢神経障害（意識障害） ・呼吸機能障害（PaO_2/FiO_2比＜300） ・腎機能障害（乏尿，もしくはCr＞2.0mg/dL） ・肝機能障害（PT-INR＞1.5） ・血液凝固異常（血小板数＜10万/μL）
Grade Ⅱ（中等症）
以下のいずれかを伴う ・白血球数＞18,000/μL ・右季肋部の有痛性腫瘤触知 ・症状出現後72時間以上の症状持続 ・顕著な局所炎症所見（壊疽性胆嚢炎，胆嚢周囲膿瘍，肝膿瘍，胆汁性腹膜炎，気腫性胆嚢炎を示唆する所見）
Grade Ⅰ（軽症）
中等症，重症の基準を満たさないもの

(文献5をもとに作成)

表6 胆汁培養からの検出菌

胆汁培養からの検出菌		割合（%）
グラム陰性菌	*Escherichia coli*	31〜44
	Klebsiella spp.	9〜20
	Pseudomonas spp.	0.5〜19
	Enterobacter spp.	5〜9
	Acinetobacter spp.	—
	Citrobacter spp.	—
グラム陽性菌	*Enterococcus* spp.	3〜34
	Streptococcus spp.	2〜10
	Staphylococcus spp.	0
嫌気性菌		4〜20
その他		—

（文献3をもとに作成）

治療

- ●基本的治療（絶食，輸液，抗菌薬投与，鎮痛薬投与）を速やかに開始し，**重症度判定に基づき治療方針を決定する**（図1）[7]。
  - •Grade I（軽症）：発症から72時間以内の腹腔鏡下胆嚢摘出術（laparoscopic cholecystectomy：LC）の適応。保存的治療を選択し24時間以内に軽快しない場合はLCや胆嚢ドレナージ（biliary drainage：BD）を検討する。
  - •Grade II（中等症）：患者の全身状態が安定，かつ高度の内視鏡外科技術を有する場合は緊急/早期LCの適応。LCが困難な場合は緊急/早期BDまたは待機的LCを選択する。
  - •Grade III（重症）：緊急/早期BDを行う。陰性予測因子（黄疸，中

表7 血液培養からの検出菌

血液培養からの検出菌		割合（%）	
		市中感染	医療関連感染
グラム陰性菌	*Escherichia coli*	35〜62	23
	Klebsiella spp.	12〜28	16
	Pseudomonas spp.	4〜14	17
	Enterobacter spp.	2〜7	7
	Acinetobacter spp.	3	7
	Citrobacter spp.	2〜6	5
グラム陽性菌	*Enterococcus* spp.	10〜23	20
	Streptococcus spp.	6〜9	5
	Staphylococcus spp.	2	4
嫌気性菌		1	2
その他		17	11

(文献3をもとに作成)

枢神経障害，呼吸機能障害）およびFOSF（循環障害または腎機能障害）がなく，患者の全身状態が安定している場合は早期LCを選択する。

- 胆汁性腹膜炎，穿孔の恐れのある気腫性胆嚢炎，壊疽性胆嚢炎では緊急手術の適応。
- 保存的治療で軽快した場合は，再燃予防のための待機的LCを検討する。

抗菌薬

- 経験的治療ではまず腸内細菌や嫌気性菌をカバーする（表8）[3, 8]。

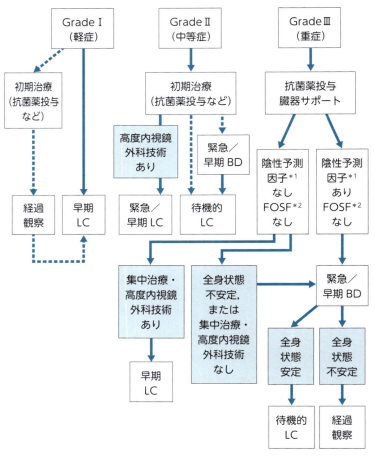

図1 急性胆嚢炎治療のフローチャート

*1: negative predictive factors〔黄疸 (T-Bil ≧ 2mg/dL), 中枢神経障害, 呼吸機能障害〕
*2: favorable organ system failure (循環障害または腎機能障害)

(文献7をもとに作成)

表8 治療

①市中発症（軽症〜中等症）

薬剤名	投与量	投与間隔
セフメタゾール （セフメタゾン®）	1〜2g	8時間ごと　静注
アンピシリン・スルバクタム （ユナシン®-S）	3g	6時間ごと　静注

• 大腸菌に対するアンピシリン・スルバクタムの感受性率が低い施設ではセフメタゾールを選択する。

②市中発症（重症），医療曝露歴あり

薬剤名	投与量	投与間隔
ピペラシリン・タゾバクタム （ゾシン®）	4.5g	6時間ごと　静注

③血液培養でグラム陽性球菌の検出あり（→ ①または②に以下を併用）

薬剤名	投与量	投与間隔
バンコマイシン （塩酸バンコマイシン）	15〜20mg/kg	12時間ごと　静注

（文献 3, 8をもとに作成）

- 市中発症の重症例や医療曝露歴がある場合は，エンテロバクターや緑膿菌をカバーする。
- 腸球菌は病原性が低いため，経験的治療においてルーチンなカバーは必須ではない。
- 原因菌が判明したら狭域の抗菌薬に変更する。
- 胆汁移行性が良好な抗菌薬が他の抗菌薬に比べて有意に臨床アウトカムが良いというエビデンスは乏しい[1]。

治療期間[3]

a. 市中発症のGrade Ⅰ，Ⅱ

- 胆囊摘出術後24時間以内に抗菌薬を終了可能。
- 術中に穿孔，気腫性変化，壊死を認めた場合は，治療期間は4〜7日。

b. 市中発症のGrade Ⅲ，医療関連のGrade Ⅰ〜Ⅲ

- ソースコントロールされている場合は，治療期間は4〜7日。
- 腸球菌やレンサ球菌などのグラム陽性球菌による菌血症の場合は，治療期間は最低2週間（感染性心内膜炎のリスクを減らすため）。
- 胆管内に遺残結石や閉塞がある場合は，解剖学的問題が解決されるまで治療継続。
- 肝膿瘍がある場合は，臨床的，生化学的，画像的に膿瘍が完全に改善するまで治療継続。

c. 合併症[1]

- LCの合併症としては，一般的な合併症（創部感染，イレウス，無気肺，深部静脈血栓症など）と同時に，胆管損傷（胆汁瘻），腹腔内出血，腸管・肝損傷などが挙げられる。特に胆管損傷は重篤な合併症であり，頻度は約0.6％である。

引用文献

1) 急性胆管炎・胆囊炎診療ガイドライン改訂出版委員会，編：急性胆管炎・胆囊炎診療ガイドライン2013. 第2版. 医学図書出版, 2013.
2) JAMA. 2003;289(1):80-6.
3) J Hepatobiliary Pancreat Sci. 2018;25(1):3-16.
4) Radiology. 1999;213(3):831-6.

5) J Hepatobiliary Pancreat Sci. 2012;19(5):578-85.
6) J Hepatobiliary Pancreat Sci. 2018;25(1):41-54.
7) J Hepatobiliary Pancreat Sci. 2018;25(1):55-72.
8) 青木　眞:レジデントのための感染症診療マニュアル.第3版.医学書院,2015.

(石井隆弘)

第5章　外科手術が必要となる疾患と抗菌薬治療

4 壊死性軟部組織感染症

ポイント

●壊死性軟部組織感染症は死亡率が20〜30％ほどの緊急性疾患であるため，迅速な診断と治療介入が必要となる。

●皮膚に強い痛みや急速に広がる皮疹がある場合には，壊死性軟部組織感染症を疑う。

●適切な抗菌薬治療に加えて**感染部位に対する外科的処置（デブリードマン，四肢切断など）**を行う。

●起炎菌は様々で，A群β溶連菌単独の場合や嫌気性菌を含めた複数菌が関与する場合がある。

リスク因子

●皮膚の傷（切り傷，手術創など）があると皮膚バリアを越えて細菌が侵入する（ただし，明らかな皮膚の外傷がみられないこともある）。

●背景に糖尿病，血管炎，肝硬変，浮腫，ステロイド薬の使用等があると起こりやすい。

臨床症状

●皮膚の症状

・**皮疹**（赤色，紫色，黒色など）

・**痛み**（激烈な痛みかつ症状のある範囲が急速に広がる）

・浮腫

- 水疱
- 全身の症状
  - 発熱
  - 頻脈
  - 頻呼吸
  - 意識レベルの低下

検 査

- 身体診察
  - 痛みの程度の確認
  - 症状のある部位が広がるスピードの確認（疑わしい場合はペンを用いてマーキングして経時観察する）
  - バイタルサインの確認
- 細菌学的検査
  - 分泌液の塗抹検査/培養検査
  - 血液培養検査
  - A群β溶連菌抗原検査
- 画像検査
  - CT検査
  - MRI検査
- 血液検査
  - LRINEC（laboratory risk indicator for necrotizing fasciitis）score（CRP，WBC，Hb，Na，Cre，Gluの測定値でスコアリング）

診　断

- 症状の程度と経過に加えて，細菌検査や画像検査をふまえて**総合的に診断**される。
- 壊死性軟部組織感染症が強く疑われる場合には，時間のかかる画像検査は行わずに治療を開始する。
- LRINEC scoreは汎用される血液検査項目のみを用いて簡便に評価できるが，その立ち位置はcontroversialである。結果に固執せずに診断の参考として用いることが望ましい（表1）[1]。
- 疑わしい部位を切開し，血液があまりみられないことと，汚水のように濁った液体（dishwater）がみられることの2点があると疑いが強くなる。また，皮下組織と筋膜の間に指を入れて抵抗が感じられない場合も壊死性軟部組織感染症が強く疑われる（finger test）[2]。

原因微生物（表2）[2, 3]

- 単一菌の場合はA群β溶連菌が関与しやすい。
- 複数菌の場合には嫌気性菌や腸内細菌などが関与する。
- 海辺で感染が起こった場合にはビブリオ属が関与しやすい。

治　療

- **感染部位に対する外科的治療（デブリードマン，感染部位の切断）が優先**される。
- 原因菌に有効と思われる抗菌薬を初期治療で使用する（表3）[4]。
- 分泌液の塗抹検査は薬剤選択に重要である。
- 原因菌が判明した際には，薬剤感受性検査をふまえて抗菌薬を適正化する。

表1 LRINEC score

項目	検査値	点数
①CRP	15mg/dL以上	4点
	15mg/dL未満	0点
②WBC	25,000/μL超	2点
	15,000〜25,000/μL	1点
	15,000/μL未満	0点
③Hb(ヘモグロビン)	11.0g/dL未満	2点
	11.0〜13.5g/dL	1点
	13.5g/dL超	0点
④Na(ナトリウム)	135mEq/L未満	2点
	135mEq/L以上	0点
⑤Cre(クレアチニン)	1.6mg/dL以上	2点
	1.6mg/dL未満	0点
⑥Glu(血糖)	180mg/dL以上	1点
	180mg/dL未満	0点
評価方法	8点以上がhigh risk，5点以下がlow risk	

(文献1をもとに作成)

- トキシックショック症候群(toxic shock syndrome)が疑われる場合には，免疫グロブリン製剤の投与が検討されることがある。

治療期間

- 治療期間は明確に規定されていない。
- 治療を終了する際には次の3つを満たしていることが望ましい。
  - ①外科的処置が不要

表2 壊死性軟部組織感染症の原因菌の例

感染のパターン	原因菌になりやすい細菌	
単一菌	・A群β溶連菌（黄色ブドウ球菌と同時感染することもある）	
複数菌	・バクテロイデス ・ペプトストレプトコッカス ・クロストリジウム属 ・溶連菌（A群以外が多い） ・大腸菌	・クレブシエラ属 ・エンテロバクター属 ・プロテウス属 ・アシネトバクター属 ・緑膿菌
海辺で感染した場合	・ビブリオ属（*Vibrio vulnificus* が多い）	

(文献2, 3をもとに作成)

表3 初期治療に用いる抗菌薬の例

感染のパターン	薬剤名	1日の投与量
塗抹検査でレンサ球菌のみが見える場合（MRSAの関与が疑われる場合はバンコマイシンを追加）	ベンジルペニシリンカリウム（注射用ペニシリンGカリウム®）＋クリンダマイシン（ダラシン®）	400万単位×3回＋900mg×3回（±バンコマイシン体重当たり15〜20mg×2回）
	アンピシリン（ビクシリン®）＋クリンダマイシン（ダラシン®）	2,000mg×4回＋900mg×3回（±バンコマイシン体重当たり15〜20mg×2回）
塗抹検査で複数菌が見える場合（MRSAの関与が疑われる場合はバンコマイシンを追加）	メロペネム（メロペン®）	2,000mg×3回（±バンコマイシン体重当たり15〜20mg×2回）
海辺で感染した場合	シプロフロキサシン（シプロキサン®）	400mg×2回
	ミノサイクリン（ミノマイシン®）＋セフタジジム（モダシン®）	100mg×2回＋2,000mg×3回

(文献4をもとに作成)

②症状の改善

③解熱して数日経過

引用文献

1) Crit Care Med. 2004;32(7):1535-41.
2) Orthop Trauma. 2016;30(3):223-31.
3) Bennett JE, et al, ed:Mandell, Douglas, and Bennett's Principles and Practice of Infectious Diseases. 8th ed. Saunders, 2015, p1194-215.
4) Clin Infect Dis. 2014;59(2):147-59.

（園田　唯）

第 **6** 章

外科患者のワクチン

第6章 外科患者のワクチン

1 脾臓摘出術後

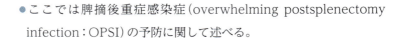

- ここでは脾摘後重症感染症(overwhelming postsplenectomy infection：OPSI)の予防に関して述べる。

ポイント

- OPSIは致死的疾患で予防，早期対応が重要。
- OPSIのリスクは脾摘後一生涯にわたり持続する。
- ワクチンや抗菌薬の予防，非常時対応の教育が特に重要。

疫学・予後

- 脾摘後の敗血症の頻度は一般人口よりも有意に高く，致死率も高い。
- OPSIの多くを侵襲性肺炎球菌感染症が占める。
- 一度重症感染症に罹患すると，繰り返す危険性が高まる。
- 過去の疫学・予後データを表1[1〜5)]に示す。

OPSIを減らすには

a. ワクチン接種

肺炎球菌ワクチン

- 肺炎球菌ワクチンには2種類ある(表2)[6)]。
    ① ポリサッカライドワクチン(PPSV23：ニューモバックス®)
    肺炎球菌の血清型は90以上あるが，頻度の高い血清型23種類の抗原を含む。脾摘後接種は保険適用。2014〜18年度は65歳以

表1 過去の疫学・予後データ

英国のメタ解析[1]
1966〜96年；約2万人の脾摘患者データ

- 頻度3.2%，死亡1.4%
  より信頼できる約7,000人のデータでは頻度3.0%，死亡1.5%（死亡率51%）
- OPSIの66%が肺炎球菌感染症
- 発症時期：脾摘後平均22.6カ月

スウェーデンにおけるpopulation based研究（一般人口との比較）[2]
1970〜2009年；脾摘の手術の影響を避けるため退院後180日以降の約2万人の脾摘患者データ

- 敗血症による入院リスクが有意に高い：約6倍
  敗血症による入院後30日以内の死亡率：17%
- 敗血症による死亡リスクが有意に高い：約3倍

オーストラリアのレジストリデータ研究[3]
2000〜14年；約3,200人の脾摘患者データ

- 28例のOPSI（1.11/1,000patient year）
  侵襲性肺炎球菌感染症：27例（2例死亡）
  侵襲性髄膜炎菌感染症：1例
  インフルエンザ菌：0例
- 20例は脾摘後10年以降の発症

ドイツにおける約170のICUにおける市中発症敗血症52例ずつのcase control研究[4]
2011〜13年；脾摘後 vs 非脾摘後
以下いずれも有意差あり

- 肺炎球菌検出率：42% vs 12%
- 電撃性紫斑病：19% vs 5%
- 脾摘による肺炎球菌敗血症のリスク：約2.5倍

スコットランドにおける地域の入退院レジストリデータを用いた研究[5]
1988〜99年；約1,600人の脾摘後患者データ

- 一度重症感染症を発症すると繰り返す危険性が増す
  重症感染症：7/100person-year
  1回重症感染症を起こすと2回目の頻度は，約45/100person-year
  2回重症感染症を起こすと3回目の頻度は，約110/100person-year

（文献1〜5をもとに作成）

表2　PPSV23とPCV13の違い

	PPSV23	PCV13
投与方法（成人，添付文書）	皮下注もしくは筋注	筋　注
保険適用（脾摘後）	あ　り	な　し
対象（添付文書）	2歳以上	2カ月〜6歳未満 65歳以上
血清型カバー率*	66%	46%
薬　価	4,623円	薬価未収載

*：2013〜14年度の国内発症侵襲性肺炎球菌感染症291例（15歳以上）の血清型のうち，ワクチンに含まれる血清型がカバーする割合[6]。

上の一部年齢で公費助成を受けることも可能である（2019年度以降の助成は2018年7月時点で未定）。

②結合型ワクチン（PCV13：プレベナー13®）

メモリーT細胞を介する免疫反応を惹起するためPPSV23よりも免疫原性が高い。添付文書上の接種対象者に6歳から64歳は含まれておらず，適応外使用のため接種時に説明が必要である。

●免疫原性とカバー率については以下の通り。

・免疫原性　PCV13＞PPSV23

・カバー率　PCV13＜PPSV23

●PCV13の小児への定期接種化に伴い成人の侵襲性肺炎球菌感染症の起炎菌の血清型が徐々にnon-vaccine typeにシフトしてきており，ワクチンの推奨内容は疫学データに伴って変更される可能性はある。

●主なガイドラインにおける肺炎球菌ワクチンの推奨内容を表3[7〜10]に示す。

表3 主なガイドラインにおける肺炎球菌ワクチンの推奨（成人）

国	推奨内容
英国 （2011年）[7]	• PPSV23を脾摘2週以前もしくは2週後以降
米国（IDSA） （2013年）[8]	• PCV13接種8週以降にPPSV23接種，5年以降にPPSV23再接種 • PPSV23は可能なら脾摘2週以前，困難なら脾摘2週後以降 　（PPSV23を先に接種した場合は1年以上の間隔をあけてPCV13を接種）
カナダ[9]	• PCV13およびPPSV23接種 • 脾摘2週以前もしくは2週後以降 　（PPSV23は接種5年以降に1回のみ再接種）
オーストラリア， ニュージーランド （2016年）[10]	• 米国と同様 • 理想的には脾摘の7〜14日前に接種 • PPSV23は初回接種，5年後と，65歳時の3回接種 　（ただし，2回目と3回目も5年以上間をあける）

（文献7〜10をもとに作成）

インフルエンザ菌b型ワクチン／髄膜炎菌ワクチン

● これらの感染症の国内における頻度は侵襲性肺炎球菌感染症と比べると頻度が低い（表4）[11]。

● インフルエンザ菌b型ワクチンの添付文書上の接種対象者は5歳未

表4 2016年の国内発症数

感染症	発症数
侵襲性肺炎球菌感染症	2,735例
侵襲性インフルエンザ菌感染症	312例
侵襲性髄膜炎菌感染症	43例

（文献11をもとに作成）

満となっており，それ以外の年齢への接種は適応外使用となるため患者への説明が必要である（表5）。

表5　インフルエンザ菌b型ワクチン，髄膜炎菌ワクチン

	インフルエンザ菌 b型ワクチン （アクトヒブ®）	髄膜炎菌ワクチン （メナクトラ®）
投与方法 （成人，添付文書）	皮下注	筋　注
保険適用	な　し	エクリズマブ投与患者
対象（添付文書）	2カ月〜5歳未満	2歳未満への安全性は未確立
接種方法（成人）	1回接種	初回は2カ月間隔で2回接種 以後5年ごと1回接種
薬　価	薬価未収載	19,827円

- 髄膜炎菌ワクチンはセネガルからエチオピアにかけての髄膜炎ベルト地帯など，リスクの高い地域に渡航する場合には特に強く接種が推奨される。
- 主なガイドラインにおけるその他のワクチン（肺炎球菌ワクチン以外）の推奨内容を表6[8〜10, 12]に示す。

b．予防抗菌薬

- 予防投与と緊急時投与という2通りの方針がある〔いずれにしても**体調不良時には早期の受診が必要**（緊急時投与は1回分のみの処方とするなど）〕（図1）[13]。
- 肺炎球菌のペニシリンGに対する耐性は髄液基準で36.4%（それ以外では0.4%）と高く，髄膜炎に対するペニシリンの緊急時投与の効

表6 主なガイドラインにおけるその他のワクチンの推奨(成人)

国	推奨内容(肺炎球菌ワクチン以外)
英国 (2016年)[12]	・インフルエンザ(毎年) ・インフルエンザ菌b型, 髄膜炎菌ワクチン, PPSV23接種1カ月後に髄膜炎菌ワクチン再接種(髄膜炎菌group Bのワクチンも2回接種推奨*)
米国(IDSA) (2013年)[8]	・インフルエンザ菌b型 ・髄膜炎菌(5年ごと再接種)(Menactra, Menveo)
カナダ (2016年)[9]	・インフルエンザ(毎年) ・インフルエンザ菌b型, 髄膜炎菌5年ごと再接種(髄膜炎菌group Bのワクチンも推奨*)
オーストラリア, ニュージーランド (2016年)[10]	・インフルエンザ(毎年) ・インフルエンザ菌b型(Liquid PedvaxHIB, Hiberix), 髄膜炎菌(Menveo, Menactra, Nimenrix)5年ごと再接種〔髄膜炎菌group B (Bexsero)のワクチンも推奨*〕

*:日本では未承認, group Bワクチンは5年ごとの再接種は不要とされている。

(文献8～10, 12をもとに作成)

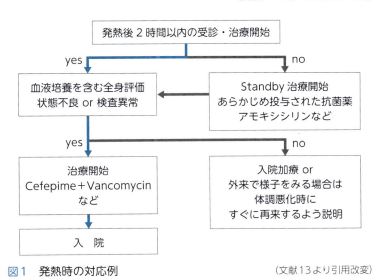

図1 発熱時の対応例 (文献13より引用改変)

果は低い可能性がある（2016年厚生労働省院内感染対策サーベイランス事業公開情報より）。

●各国の抗菌薬投与における推奨内容を表7[7, 10]に示す。

表7　主な抗菌薬投与の推奨（成人）

国	推奨内容
英　国 （2011年）[7]	予防：ハイリスク*の患者は一生涯の予防投与を受けるべき 　　　ハイリスクでなければ患者と相談の上，予防投与の中断も選択肢となるかもしれない 緊急時投与：処方を受けておくべき
オーストラリア， ニュージーランド （2016年）[10]	予防：脾摘後最低3年間，アモキシシリン250mg連日 緊急時投与：アモキシシリン3gの初回投与後1g 8時間ごと

＊：侵襲性肺炎球菌感染症のハイリスクは16歳未満，50歳以上，ワクチンへの反応不良，過去の侵襲性肺炎球菌感染症，既往，血液腫瘍，治療での脾摘

（文献7，10をもとに作成）

c. 教育

●十分な説明を受けていない患者が過半数という報告がある。

●医療者へのワクチンや予防投与などの対策の重要性を啓蒙することも必要。

●エジプトにおけるアンケート調査では患者の知識が高いほどOPSIの頻度が低いという報告がある[14]。

　•知識とOPSIの合併頻度：good1.4%，fair3.1%，poor16.5%

●オーストラリアからの報告[3]によると，緊急時用の抗菌薬の所持6〜7割，季節性インフルエンザワクチン8割以上，脾摘後に何らかのワクチンのブースト接種7.5割以上というレジストリの集団（2010年のアンケート調査結果）ではOPSIの頻度が69%減少。

●主な教育内容の例を表8に示す。

表8 主な教育内容例

情報内容	教育内容
脾臓について	• 脾臓の機能等に関する基本情報
脾摘について	• 脾摘の方法,合併症,代替治療について • 脾摘後感染症が致死的疾患となりうること
敗血症について	• 初期の徴候について • 敗血症のリスクについて • 発熱時の対応について 　→すぐに抗菌薬を内服し,主治医へ連絡。主治医に連絡が取れない場合は近隣医療機関を受診。医療機関受診時には脾摘後であること,内服内容を伝える • 予防について • 外傷時の対応
旅行時の注意点	• ワクチン,抗菌薬,マラリア予防,虫よけなど

d. その他の対策

●脾摘後患者であることがわかるようなカルテ表示。

●ブレスレットなど,脾摘後患者とわかるデバイスの装着。

●脾摘を避ける。

引用文献

1) J Infect. 2001;43(3):182-6.
2) Ann Surg. 2014;260(6):1081-7.
3) Clin Infect Dis. 2018;doi:10.1093/cid/ciy141. [Epub ahead of print]
4) Clin Infect Dis. 2016;62(7):871-8.
5) Am J Med. 2006;119(3):276. e1-7.
6) BMC Infect Dis. 2017;17(1):2.
7) Br J Haematol. 2011;155(3):308-17.
8) Clin Infect Dis. 2014;58(3):e44-100.

9) Canadian Immunization Guide:Part3-Vaccination of Specific Populations. 2015.
[https://www.canada.ca/en/public-health/services/publications/healthy-living/canadian-immunization-guide-part-3-vaccination-specific-populations/page-7-immunization-persons-with-chronic-diseases.html]
10) Intern Med J. 2017;47(8):848-55.
11) 国立感染症研究所感染症疫学センター:5類感染症全数把握対象.
[http://www.niid.go.jp/niid/ja/suvei/2085-idwr/ydata/7312-report-ja2016-30.html]
12) Public Health England:The Green Book. 2016.
13) N Engl J Med. 2014;371(4):349-56.
14) Hematol J. 2004;5(1):77-80.

(沖中敬二)

第6章　外科患者のワクチン

② インフルエンザワクチン

ポイント

- 手術患者へのインフルエンザワクチンの推奨はない。しかし手術患者は何らかのインフルエンザ合併症リスクを有することが多い。
- インフルエンザ罹患リスク，重症化リスクを下げるエビデンスがあり，積極的な接種が推奨される。
- 手術後の患者でも大きな問題なく接種可能とされる。
- ワクチンの効果は100%ではないが，入院や重症インフルエンザを予防することも報告されている。

接種対象者

- 一般的にすべての外科患者がインフルエンザのリスクが高いとはされていない。しかし手術を受ける患者には何らかの基礎疾患があったり，高齢であったりすることが多く，インフルエンザ罹患に伴う合併症のリスクが想定される。
- 日本での定期接種対象者は65歳以上および60〜64歳で心・肺機能障害もしくはHIVに罹患し日常生活が極度に制限される者となっている。
- 米国，カナダ，オーストラリアでは生後6カ月以上のすべての人が毎年のインフルエンザワクチンを接種することが推奨されている[1~3]。
- 欧州で2014〜15年に生後6カ月以上のすべての人への接種を推奨しているのはオーストリアとエストニア，ポーランドのみで，多く

② インフルエンザワクチン　209

の国は65歳以上を接種推奨の対象としている[4]。

● 表1[1~3, 5]や図1[4]のようなリスク因子がある患者ではより積極的にインフルエンザワクチンの接種を考慮する。

表1　ワクチン接種が推奨される対象

インフルエンザによる合併症の懸念のため特に接種が推奨される対象者
① 6カ月以上5歳未満 ② 妊婦 ③ 以下の慢性疾患 　• 心・肺疾患（心不全，虚血性心疾患，気管支肺異形成，嚢胞性線維症，気管支喘息やCOPDを含む） 　• 糖尿病や他の代謝性疾患 　• がんやその他の免疫不全（原病のほか，治療に伴う免疫不全も含む） 　• HIV患者 　• 脾摘後，脾機能不全患者 　• 腎疾患 　• 肝疾患 　• 貧血もしくは異常ヘモグロビン血症 　• 神経疾患もしくは神経発達疾患（脳梗塞や一過性脳虚血発作も含む） 　• 高度肥満（BMI > 40） 　• 18歳以下でアセチルサリチル酸による長期治療を受けている患者（インフルエンザに関連するらい症候群の潜在的危険性のため） 　• Down症候群 ④ ナーシングホームや慢性期施設の入所者 ⑤ 65歳以上 ⑥ アボリジニー，アメリカ原住民，アラスカ原住民 ⑦ その他：医療関係者，インフルエンザによる合併症のリスクの高い人の介護者，小児や高齢者との接触者，多人数と閉鎖空間で仕事をする人（船員など），社会奉仕活動を行っている人，ホームレス，旅行者など

（文献1~3，5をもとに作成）

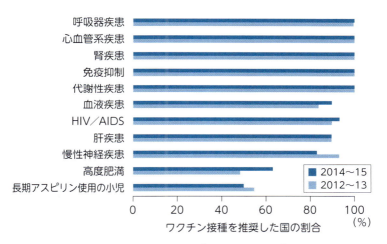

図1 欧州30カ国中，インフルエンザワクチン接種が推奨されている国の割合

(文献4より引用)

ワクチン接種を避けるべき人[1, 2]

- インフルエンザの合併症のリスクが低く，インフルエンザワクチン接種6週以内にギランバレー症候群を発症したことがある人。
- インフルエンザワクチンに重篤なアレルギーのある人。
- 中等度から重症の急性疾患罹患患者。
- 妊婦，授乳婦，免疫抑制者は接種禁忌ではない（**むしろ接種が勧められる**）。

卵アレルギー

- 近年米国では卵アレルギーのある患者（アナフィラキシーを含む）でもインフルエンザワクチンを接種することを推奨している[6]。

- 不活化インフルエンザワクチンにおけるアナフィラキシーは1.35/100万接種と非常に頻度が低いと推定される[7]。
- ワクチン接種後最低でも15分は経過観察をすること。ただし，アナフィラキシーの最初の症状が接種20分以降でも起こりうるため，気になる症例では30分の経過観察も考慮する[7]。
- ワクチン接種に従事するものはアナフィラキシーショックへの対応が可能である必要がある。

ワクチンの効果

- **インフルエンザへの罹患リスクを下げる**（表2）[8~10]。

表2　ワクチン接種とインフルエンザ罹患のリスク比

対象	リスク比	95%信頼区間(CI)	備　考
健康成人	0.41[8]	0.36-0.47	7万人以上のデータのメタ解析
高齢者	0.42[9]	0.27-0.66	約5千人のデータのメタ解析
高齢者（高用量ワクチン）*	0.76[10]*	0.65-0.90	約4万人のデータのメタ解析

＊：抗原4倍量vs通常量によるインフルエンザ罹患の相対リスク。

（文献8〜10をもとに作成）

- **重症インフルエンザも予防する**[11]（調整オッズ比0.11，95%CI：0.04-0.37，173名の重症患者のケースコントロール）。
- 手術目的での入院中にインフルエンザワクチンを接種しても，その後の救急外来の受診や発熱は増加させないが，外来受診はわずかに増えるかもしれない（リスク比1.05，95%CI：1.00-1.10）[12]。

ワクチンの接種時期

- 接種時期に関する推奨時期はないが，脾摘後の場合は一般に2週後が推奨される[13]。

- 手術のための入院の場合，入院中に接種しても，退院後に大きな問題はなかったことが報告されている[12]。

- 北半球では一般的に10月頃からの接種が推奨される一方で，接種から1カ月ごとに約7%のワクチン効果の低下がみられる[14]。

- がん患者の場合，化学療法開始2週前もしくは終了3カ月以降の接種が推奨されることが多いが，エビデンスに基づいた推奨ではない。化学療法を繰り返す患者における接種のタイミングに関しては多くの研究があるものの結論は得られていない[15]。

引用文献

1) CDC：Epidemiology and Prevention of Vaccine-Preventable Diseases - Influenza.
   [https://www.cdc.gov/vaccines/pubs/pinkbook/flu.html]

2) Canadian Immunization Guide Chapter on Influenza and Statement on Seasonal Influenza Vaccine for 2016-2017.
   [https://www.canada.ca/en/public-health/services/immunization/national-advisory-committee-on-immunization-naci/canadian-immunization-guide-chapter-on-influenza-statement-on-seasonal-influenza-vaccine-2016-2017-advisory-committee-statement.html]

3) The Australian Immunisation Handbook 10th ed - 4.7 Influenza.
   [http://www.immunise.health.gov.au/internet/immunise/publishing.nsf/Content/Handbook10-home~handbook10part4~handbook10-4-7]

4) European Centre for Disease Prevention and Control：Seasonal influenza vaccination and antiviral use in Europe.
   [https://ecdc.europa.eu/sites/portal/files/media/en/publications/Publications/Seasonal-influenza-vaccination-antiviral-use-europe.pdf]

5) Immunisation against infectious disease - Chapter19:Influenza
   [https://assets.publishing.service.gov.uk/government/uploads/system/
   uploads/attachment_data/file/663694/Greenbook_chapter_19_
   Influenza_.pdf]
6) Ann Allergy Asthma Immunol. 2018;120(1):49-52.
7) Australasian Society of Clinical Immunology and Allergy:ASCIA
   Guidelines:Vaccination of the egg-allergic individual. 2017.
   [https://www.allergy.org.au/images/stories/pospapers/ASCIA_
   Guidelines_vaccination_egg_allergic_individual_2017.pdf]
8) Cochrane Database Syst Rev. 2018;2:CD001269.
9) Cochrane Database Syst Rev. 2018;2:CD004876.
10) Vaccine. 2017;35(21):2775-80.
11) Clin Infect Dis. 2013;57(2):167-75.
12) Ann Intern Med. 2016;164(9):593-9.
13) Canadian Immunization Guide:Part3 - Vaccination of Specific Populations.
    [https://www.canada.ca/en/public-health/services/publications/
    healthy-living/canadian-immunization-guide-part-3-vaccination-specific-
    populations/page-7-immunization-persons-with-chronic-diseases.
    html#p3c6a2]
14) Clin Infect Dis. 2017;64(5):544-50.
15) Eur J Cancer. 2017;76:134-43.

(沖中敬二)

第7章

抗菌薬の投与方法

第7章　抗菌薬の投与方法

抗菌薬の投与方法

- 内容は添付文書に記載されている用法・用量とは異なることがある。
- 実際の抗菌薬使用にあたっては，最新の添付文書，ガイドライン，文献などをご確認頂きたい。

1　主要な静注抗菌薬の投与方法

一般名（商品名）	処方（1回量）
Penicillin G （ペニシリンG カリウム）	髄膜炎：400万単位（4時間ごと） 心内膜炎：400万〜500万単位（4時間ごと） 肺炎球菌肺炎：200万単位（4時間ごと）
Ampicillin（ビクシリン®）	2g（6時間ごと） 〔心内膜炎などの重症腸球菌感染および*Streptococcus pneumoniae*, *Streptococcus*, *Listeria* などによる中枢神経感染では2g（4時間ごと）〕
Piperacillin（ペントシリン®）	4g（6時間ごと）
Ampicillin/sulbactam （ユナシン®-S）	1.5〜3g（6時間ごと）
Piperacillin/tazobactam （ゾシン®）	4.5g（6時間ごと）
Cefazolin（セファメジン®α）	1〜2g（8時間ごと）
Cefmetazole （セフメタゾン®）	1g（6〜8時間ごと）

一般名（商品名）	処方（1回量）
Cefotiam（パンスポリン®）	1g（6～8時間ごと）
Ceftriaxone（ロセフィン®）	1～2g（12～24時間ごと） 〔髄膜炎では2g（12時間ごと）〕
Ceftazidime（モダシン®）	1g（6～8時間ごと）
Cefoperazone/sulbactam（スルペラゾン®）	2g（12時間ごと）
Cefepime（マキシピーム®）	1g（8時間ごと） 〔発熱性好中球減少症および緑膿菌感染では2g（12時間ごと），髄膜炎では2g（8時間ごと）〕
Aztreonam（アザクタム®）	1g（6～8時間ごと）
Imipenem/cilastatin（チエナム®）	0.5g（6時間ごと）
Meropenem（メロペン®）	1g（8時間ごと） 〔髄膜炎では2g（8時間ごと）〕
Vancomycin（塩酸バンコマイシン）	本項の「2 静注用バンコマイシンの投与方法」（p219）および「3 静注用アミノグリコシドの投与方法」（p220）の投与量設定方法を参照
Tobramycin（トブラシン®）	
Gentamicin（ゲンタシン®）	
Amikacin（アミカシン硫酸塩）	
Minocycline（ミノマイシン®）	100mg（12時間ごと）
Erythromycin（エリスロシン®）	500mg（6時間ごと）
Azithromycin（ジスロマック®）	500mg（24時間ごと）
Clindamycin（ダラシン®S）	600mg（8時間ごと）
Ciprofloxacin（シプロキサン®）	400mg（12時間ごと）
Levofloxacin（クラビット®）	500mg（24時間ごと）

一般名 (商品名)	処方 (1回量)
Sulfamethoxazole／trimethoprim（バクトラミン®）	[Pneumocystis jiroveci pneumonia] Trimethoprimとして5mg/kg（6〜8時間ごと）* [上記以外] Trimethoprimとして2.5〜5mg/kg（6〜12時間ごと）* ただし，治療対象により推奨投与量が異なるため，他の成書を確認すること
Metronidazole（アネメトロ®）	500mg（8時間ごと）

＊：1アンプルに80mgのTrimethoprimが含まれている

抗真菌薬・抗ウイルス薬

一般名 (商品名)	処方 (1回量)
Fosfluconazole（プロジフ®）	初日〜2日目：800mg 　⇒3日目以降：400mg（24時間ごと）
Micafungin（ファンガード®）	[Candida] 100mg（24時間ごと） [Aspergillus] 150〜300mg（24時間ごと）
Caspofungin（カンサイダス®）	初日：70mg 　⇒2日目以降：50mg（24時間ごと）
Voriconazole（ブイフェンド®）	loading dose 6mg/kg（12時間ごと，2回投与） 　⇒その後3〜4mg/kg（12時間ごと） 　⇒定常状態となる5〜7日目以降に血中濃度を測定。目標trough 1〜5μg／mL
Liposomal amphotericin B（アムビゾーム®）	2.5〜5mg/kg（24時間ごと）
Aciclovir（ゾビラックス®）	5mg/kg（8時間ごと） 〔脳炎では，10mg/kg（8時間ごと）〕

2　静注用バンコマイシンの投与方法

注意 ここに記載したのはあくまで初期投与量なので，5ドーズ目以降で治療薬物モニタリング（TDM）を行うこと。また，早期に有効血中濃度を確保したい場合は初回のみloading dose 25〜30mg/kgを考慮する（点滴時間は1時間/g以上とする）。

CrCl	処方（1回量）
＞60mL/分	1回15〜20mg/kg（12時間ごと）
40〜60mL/分	1回15〜20mg/kg（24時間ごと）
20〜40mL/分	1回15〜20mg/kg（48時間ごと）
＜20mL/分	15〜20mg/kgを1回 ⇒その後は血中濃度によりre-doseを考慮，あるいはTDM担当者に相談
透析患者	処方（1回量）[1]
HD	初回：20〜25mg/kg， 以降は透析後ごとに1回7.5〜10mg/kg
CHDF	初回：20〜25mg/kg， 以降は1回7.5〜10mg/kg（24時間ごと）

HD：hemodialysis（血液透析）
CHDF：continuous hemodiafiltration（持続的血液濾過透析）
※患者の体重はactual body weight（患者の実際の体重）で算出する。

a. 目標血中濃度

● trough 10〜15μg/mL（peak目標値なし）。

※troughは投与直前に採血。

※菌血症，心内膜炎，骨髄炎，髄膜炎，肺炎（院内肺炎，医療・介護関連肺炎），重症皮膚軟部組織感染などの複雑性感染症ではtrough 15〜20μg/mLを考慮する。上記の投与量ではこのtroughにコントロールできない可能性があるため，必要に応じて増量を考慮する。

3 静注用アミノグリコシドの投与方法[1]

注意 ここに記載したのはあくまで初期投与量なので，2ドーズ目以降でTDMを行うこと。

1. once daily dosing（ODD：1日1回投与）の場合

一般名 （商品名）	処方（1回量）	
	CrCl＞50mL／分	CrCl≦50mL／分
Tobramycin （トブラシン®）	5mg／kg （24時間ごと）	専門科へ コンサルテーション
Gentamicin （ゲンタシン®）	5mg／kg （24時間ごと）	
Amikacin （アミカシン硫酸塩）	15mg／kg （24時間ごと）	

※患者の体重はactual body weight（患者の実際の体重）で算出する。ただし，実体重が理想体重の120％を超える患者にはadjusted body weight（補正体重）を用いる。またガイドラインにおいて，1日1回投与のほうが複数回投与に比べ，最高血中濃度を高め，トラフ値を下げるには理論的に優れているとされており，今回は1日1回投与とした。

- 補正体重（kg）＝理想体重＋〔0.4×（実測体重－理想体重）〕
- 理想体重（kg）＝身長（m）×身長（m）×22

a. Tobramycin，Gentamicinの目標血中濃度

①MIC：2μg／mLまたは重症

  peak15～20μg／mL以上，trough＜1μg／mL

②MIC：1μg／mL以下または軽・中等症

  peak8～10μg／mL以上，trough＜1μg／mL

※peakは点滴開始1時間後，troughは投与直前に採血。

b. Amikacinの目標血中濃度

①MIC：8μg/mL または重症

peak50～60μg/mL，trough＜4μg/mL

②MIC：4μg/mL 以下または軽・中等症

peak41～49μg/mL，trough＜4μg/mL

※peak は点滴開始1時間後，trough は投与直前に採血。

2. グラム陽性球菌感染（*Enterococcus*，*Staphylococcus aureus*，*Streptococcus* など）への併用療法

一般名 (商品名)	処方（1回量）	
	CrCl＞50mL/分	CrCl≦50mL/分
Gentamicin (ゲンタシン®)	3mg/kg/日 (1～3分割)	専門科へ コンサルテーション

※適応としては上記菌群による心内膜炎や敗血症など。
※患者の体重は actual body weight（患者の実際の体重）で算出する。ただし，実体重が理想体重の120％を超える患者には adjusted body weight（補正体重）を用いる。

・補正体重（kg）＝理想体重＋［0.4×（実測体重－理想体重）］
・理想体重（kg）＝身長（m）×身長（m）×22

c．Gentamicinの目標血中濃度

※peak は点滴開始1時間後，trough は投与直前に採血。

peak3～5μg/mL，trough＜1μg/mL

4 主要な経口抗菌薬の投与方法

一般名（商品名）	処方（1回量）
Penicillin G顆粒 （バイシリン®G）	A群β溶連菌咽頭炎：1g（40万単位）（1日4回）
Amoxicillin（サワシリン®）	肺炎：500mg（2Cp）（1日4回） 中耳炎：500mg（2Cp）（1日3回） 尿路感染：500mg（2Cp）（1日3〜4回） その他：500mg（2Cp）（1日3〜4回）
Sultamicillin（ユナシン®）	750mg（2錠）（1日3回） または 375mg（1錠）（1日3回） ＋Amoxicillin：250mg（1Cp）（1日3回） の併用
Amoxicillin／clavulanate （オーグメンチン®）	750mg（2錠）（1日3回） または 375mg（1錠）（1日3回） ＋Amoxicillin：250mg（1Cp）（1日3回） の併用
Cefalexin（ケフレックス®）	500mg（2Cp）（1日4回）
Cefaclor（ケフラール®）	500mg（2Cp）（1日3回）
Clarithromycin （クラリシッド®）	200〜400mg（1〜2錠）（1日2回）
Azithromycin（ジスロマック®）	500mg（2錠）（1日1回） または 2g（ドライシロップ）（1日1回）
Erythromycin（エリスロシン®）	400mg（2錠）（1日3回）
Minocycline（ミノマイシン®）	100mg（1Cp）（1日2回）
Doxycycline （ビブラマイシン®）	初日：100mg（1錠）（1日2回） 2日目以降：100mg（1錠）（1日1〜2回）
Clindamycin（ダラシン®）	150〜300mg（1〜2Cp）（1日4回）
Ciprofloxacin（シプロキサン®）	400mg（2錠）（1日2回）

一般名（商品名）	処方（1回量）
Levofloxacin（クラビット®）	500mg（1錠）（1日1回）
Sulfamethoxazole／ trimethoprim （バクタ®）	[*Pneumocystis jiroveci pneumonia*] Sulfamethoxazole：1,600mg／ trimethoprim：320mg*（4錠） （1日3〜4回） ［上記以外］ Sulfamethoxazole：800mg／ trimethoprim：160mg*（2錠） （1日2回） ただし，治療対象により推奨投与量が異なるため，他の成書を確認すること
Metronidazole（フラジール®）	500mg（1日3回）または 250mg（1日4回）

＊：1錠に400mgのSulfamethoxazole，80mgのTrimethoprimが含まれている

抗真菌薬・抗ウイルス薬

一般名（商品名）	処方（1回量）
Fluconazole（ジフルカン®）	100〜400mg（1日1回）
Itraconazole（イトリゾール®）	（治療対象により大きく変わるので，本手引きでは割愛する）
Voriconazole （ブイフェンド®）	［体重40kg以上］ 初日：300mg（1日2回） 2日目以降：150〜200mg（1日2回） ［体重40kg未満］ 初日：150mg（1日2回） 2日目以降：100mg（1日2回） ⇒定常状態となる5〜7日目以降に血中 濃度を測定。目標trough1〜5μg/mL
Oseltamivir（タミフル®）	75mg（1Cp）（1日2回）

5 腎機能障害時の静注抗菌薬投与方法[2~4)]

一般名 （商品名）	処方（1回量）		
	CrCl > 50mL／分	CrCl 10～50mL／分	CrCl < 10mL／分
Penicillin G （ペニシリンG カリウム）	200万~400万単位 （4時間ごと）	100万単位 （4時間ごと）	100万単位 （6時間ごと）
Ampicillin （ビクシリン®）	2g （6時間ごと）	2g （8時間ごと）	2g （12時間ごと）
Piperacillin （ペントシリン®）	4g （6時間ごと）	4g （6～8時間ごと）	4g （8時間ごと）
Ampicillin／ sulbactam （ユナシン®-S）	1.5～3g （6時間ごと）	1.5～3g （12時間ごと）	1.5～3g （24時間ごと）
Piperacillin／tazo- bactam（ゾシン®）	4.5g （6時間ごと）	2.25g （6時間ごと）	2.25g （8時間ごと）
Cefazolin （セファメジン®α）	1～2g （8時間ごと）	1～2g （12時間ごと）	1g （24時間ごと）
Cefmetazole （セフメタゾン®）	1g （6～8時間ごと）	1g （12時間ごと）	1g （24時間ごと）
Cefotiam （パンスポリン®）			
Ceftriaxone （ロセフィン®）	1～2g（12～ 24時間ごと） 〔ただし，髄膜 炎では2g（12 時間ごと）〕	投与量・間隔の調整は不要	
Ceftazidime （モダシン®）	1g （6～8時間ごと）	1g （12時間ごと）	1g （24時間ごと）
Cefoperazone ／sulbactam （スルペラゾン®）	2g （12時間ごと）		2g （24時間ごと）

一般名 (商品名)	処方（1回量）		
	CrCl > 50mL/分	CrCl 10～50mL/分	CrCl < 10mL/分
Cefepime (マキシピーム®)	1g（8時間ごと）〔発熱性好中球減少症および緑膿菌感染では2g（12時間ごと）〕	1g（12時間ごと）	500mg～1g（24時間ごと）
Aztreonam (アザクタム®)	1g（6～8時間ごと）	500mg（8時間ごと）	250mg（8時間ごと）
Imipenem／cilastatin (チエナム®)	500mg（6時間ごと）	500mg（12時間ごと）	250mg（12時間ごと）
Meropenem (メロペン®)	1g（8時間ごと）	1g（12時間ごと）	500mg（24時間ごと）
Vancomycin (塩酸バンコマイシン)	本項の「2 静注用バンコマイシンの投与方法」（p219）および「3 静注用アミノグリコシドの投与方法」（p220）の投与量設定方法を参照		
Tobramycin (トブラシン®)			
Gentamicin (ゲンタシン®)			
Amikacin (アミカシン硫酸塩)			
Minocycline (ミノマイシン®)	100mg（12時間ごと）	投与量・間隔の調整は不要	
Erythromycin (エリスロシン®)	500mg（6時間ごと）		250mg（6時間ごと）
Azithromycin (ジスロマック®)	500mg（24時間ごと）	投与量・間隔の調整は不要	
Clindamycin (ダラシン®S)	600mg（8時間ごと）	投与量・間隔の調整は不要	

抗菌薬の投与方法

一般名 (商品名)	処方（1回量）		
	CrCl > 50mL/分	CrCl 10〜50mL/分	CrCl < 10mL/分
Ciprofloxacin （シプロキサン®）	400mg （12時間ごと）	400mg （24時間ごと）	200mg （24時間ごと）
Levofloxacin （クラビット®）	500mg （24時間ごと）	[CrCl：20〜50] 初日：500mg 2日目以降： 250mg （24時間ごと）	[CrCl：20未満] 初日：500mg 3日目以降： 250mg （48時間ごと）
Sulfamethoxazole/ trimethoprim （バクトラミン®）	[*Pneumocystis jiroveci pneumonia*] Trimethoprim として 5mg/kg （6〜8時間ごと）* [上記以外] Trimethoprim として 2.5〜5mg/kg （6〜12時間ごと）*	[CrCl：10〜30] [*Pneumocystis jiroveci pneumonia*] Trimethoprim として 2.5mg/kg （6〜8時間ごと）* [上記以外] Trimethoprim として 2.5mg/kg （6〜12時間ごと）*	要注意⇒ 専門科へ コンサルテー ション
Metronidazole （アネメトロ®）	500mg（8時間ごと）		250mg （8時間ごと）

＊：1アンプルに80mgのTrimethoprimが含まれている

抗真菌薬・抗ウイルス薬

一般名 （商品名）	処方（1回量）		
	CrCl ＞ 50mL／分	CrCl 10～50mL／分	CrCl ＜ 10mL／分
Fosfluconazole （プロジフ®）	初日～2日目： 800mg ⇒3日目以降： 400mg（24 時間ごと）	初日～2日目：400mg ⇒3日目以降：200mg（24時 間ごと）	
Micafungin （ファンガード®）	[Candida] 100mg（24時 間ごと） [Aspergillus] 150～300mg （24時間ごと）	投与量・間隔の調整は不要	
Caspofungin （カンサイダス®）	初日：70mg ⇒2日目以降： 50mg（24 時間ごと）	投与量・間隔の調整は不要	
Voriconazole （ブイフェンド®）	loading dose 6mg／kg（12時 間ごと，2回投与） ⇒その後3～ 4mg／kg （12時間ごと）	経口薬での治療を行う [体重40kg以上] 初日：300mg（1日2回） 2日目以降：150～200mg（1日2回） [体重40kg以下] 初日：150mg（1日2回） 2日目以降：100mg（1日2回）	
Liposomal ampho- tericin B （アムビゾーム®）	2.5～5mg／kg （24時間ごと）	原則として投与量・間隔の調整は不要 （ただし，急激な腎機能悪化時に は，投与量の減量や投与の一時 中止が必要な場合あり）	
Aciclovir （ゾビラックス®）	5mg／kg （8時間ごと）	[CrCl：30～50] 5mg／kg （12時間ごと） [CrCl：10～30] 5mg／kg （24時間ごと）	2.5mg／kg （24時間ごと）

6　腎機能障害時の経口抗菌薬投与方法[5, 6]

一般名 （商品名）	処方（1回量）		
	CrCl＞ 50mL／分	CrCl 10〜50mL／分	CrCl＜ 10mL／分
Amoxicillin （サワシリン®）	500mg（2Cp） （1日3回）	500mg（2Cp） （1日2〜3回）	500mg（2Cp） （1日1回）
Amoxicillin／ clavulanate （オーグメンチン®）	750mg（2錠） （1日3回）	375〜750mg （1〜2錠） （1日2回）	375〜750mg （1〜2錠） （1日1回）
Cefalexin （ケフレックス®）	500mg（2Cp） （1日4回）	250mg（1Cp） （1日1〜3回）	250mg（1Cp） （1日1回）
Cefaclor （ケフラール®）	500mg（2Cp） （1日3回）	250mg（1Cp） （1日3回）	250mg（1Cp） （1日1回）
Clarithromycin （クラリシッド®）	200〜400mg （1〜2錠） （1日2回）	200mg（1錠） （1日1〜2回）	200mg（1錠） （1日1回）
Minocycline （ミノマイシン®）	100mg（1Cp） （1日2回）	投与量・間隔の調整は不要	
Doxycycline （ビブラマイシン®）	初日： 100mg（1錠） （1日2回） 2日目以降： 100mg（1錠） （1日1〜2回）	投与量・間隔の調整は不要	
Clindamycin （ダラシン®）	150〜300mg （1〜2Cp） （1日4回）	投与量・間隔の調整は不要	
Ciprofloxacin （シプロキサン®）	200〜400mg （200mg錠を 1〜2錠） （1日2回）	100〜200mg （100mg錠1錠 〜200mg錠1錠） （1日2回）	200mg（1錠） （1日1回）

一般名 (商品名)	処方（1回量）		
	CrCl > 50mL／分	CrCl 10〜50mL／分	CrCl < 10mL／分
Levofloxacin (クラビット®)	500mg（1錠） (1日1回)	[CrCl:20〜50] 初日：500mg 2日目以降： 250mg (1日1回)	[CrCl:20未満] 初日：500mg 3日目以降： 250mg (2日に1回)
Sulfamethoxazole／ trimethoprim (バクタ®)	[*Pneumocystis jiroveci pneumonia*] Sulfamethox-azole： 1,600mg／ trimethoprim： 320mg*（4錠） (1日3〜4回) [上記以外] Sulfamethoxazole： 800mg／ trimethoprim： 160mg*（2錠） (1日2回)	[*Pneumocystis jiroveci pneumonia*] Sulfamethox-azole： 1,600mg／ trimethoprim： 320mg*（4錠） (1日2回) [上記以外] Sulfamethoxazole： 400〜800mg／ trimethoprim： 80〜160mg* (1〜2錠)(1日2回)	専門科へ コンサル テーション
Metronidazole (フラジール®)	500mg（2錠）(1日3回)		250mg（1錠） (1日3回)

＊：1錠に400mgのSulfamethoxazole，80mgのTrimethoprimが含まれている

抗真菌薬・抗ウイルス薬

一般名 (商品名)	処方 (1回量)		
	CrCl > 50mL/分	CrCl 10〜50mL/分	CrCl < 10mL/分
Fluconazole (ジフルカン®)	100〜400mg (1〜4Cp) (1日1回)	100〜200mg (1〜2Cp) (1日1回)	100mg (1Cp) (2日に1回)
Voriconazole (ブイフェンド®)	[体重40kg以上] 初日：300mg (1日2回) 2日目以降： 150〜200mg (1日2回) [体重40kg未満] 初日：150mg (1日2回) 2日目以降： 100mg (1日2回)	投与量・間隔の調整は不要	
Oseltamivir (タミフル®)	75mg (1Cp) (1日2回)	[CrCl：30以下] 75mg (1Cp) (1日1回)	

7 透析患者の抗菌薬投与方法（注射薬）[7]

一般名 （商品名）	処方（1回量）			
	HD[*1]	CRRT[*2]（維持投与量）		
		CVVH[*3]	CVVHD[*4]	CVVHDF[*5]
Penicillin G （ペニシリンG カリウム）	初回： 400万単位以降は100万〜200万単位（4〜6時間ごと） または200万〜400万単位（8〜12時間ごと）	200万単位 （4〜6時間ごと）	200万〜300万単位 （4〜6時間ごと）	200万〜400万単位 （4〜6時間ごと）
Ampicillin （ビクシリン®）	1〜2g （12〜24時間ごと）	1〜2g （8〜12時間ごと）	1〜2g （8時間ごと）	1〜2g （6〜8時間ごと）
Piperacillin （ペントシリン®）	2g （8〜12時間ごと）	2g （6〜8時間ごと）	2g （6時間ごと）	
Ampicillin／ sulbactam （ユナシン®-S）	1.5〜3g （12〜24時間ごと）	1.5〜3g （8〜12時間ごと）	1.5〜3g （8時間ごと）	1.5〜3g （6〜8時間ごと）
Piperacillin／ tazobactam （ゾシン®）	2.25g （8〜12時間ごと）	2.25g （6〜8時間ごと）	2.25g （6時間ごと）	
Cefazolin （セファメジン®α）	500mg〜1g （24時間ごと）	1〜2g （12時間ごと）	1g（8時間ごと） または 2g（12時間ごと）	
Ceftriaxone （ロセフィン®）	1〜2g （24時間ごと）	1〜2g （12〜24時間ごと）		
Ceftazidime （モダシン®）	500mg〜1g （24時間ごと）	1〜2g （12時間ごと）	1g（8時間ごと） または 2g（12時間ごと）	

一般名 (商品名)	処方（1回量）			
	HD*1	CRRT*2（維持投与量）		
		CVVH*3	CVVHD*4	CVVHDF*5
Cefepime (マキシピーム®)	500mg～1g (24時間ごと)	1～2g (12時間ごと)	1g（8時間ごと） または 2g（12時間ごと）	
Aztreonam (アザクタム®)	500mg (12時間ごと)	1～2g (12時間ごと)	1g（8時間ごと） または 2g（12時間ごと）	
Meropenem (メロペン®)	500mg (24時間ごと)	500mg～1g (12時間ごと)	500mg～1g (8～12時間ごと)	
Vancomycin (塩酸バンコマ イシン)	本項の「2 静注用バンコマイシンの投与方法」(p219) の 投与量設定方法を参照			
Azithromycin (ジスロマック®)	250～500mg (24時間ごと)			
Clindamycin (ダラシン®S)	600mg (8時間ごと)			
Ciprofloxacin (シプロキサン®)	200～400mg (24時間ごと)	200～400mg (12～24時 間ごと)	400mg (12～24時 間ごと)	400mg (12時間ごと)
Levofloxacin (クラビット®)	250mg (48時間ごと)	250mg (24時間ごと)		
Metronidazole (アネメトロ®)	500mg (8～12時間ごと)			

＊1：hemodialysis（血液透析）。週3回実施している患者を想定した投与量を記載。透析日は透析後に投与。

＊2：continuous renal replacement therapy（持続的腎機能代替療法）。流量は，1～2L/時を想定した投与量を記載。CRRTにおける初回投与は通常量（腎機能正常時の1回量）を投与。

＊3：continuous venovenous hemofiltration（持続的静静脈血液濾過）

＊4：continuous venovenous hemodialysis（持続的静静脈血液透析）

＊5：continuous venovenous hemodiafiltration（持続的静静脈血液濾過透析）

※実際には残腎機能や透析条件は症例ごとに異なるため，必要に応じて腎臓内科医や薬剤師と投与量を相談。

抗真菌薬・抗ウイルス薬

一般名 (商品名)	処方(1回量)			
	HD	CRRT(維持投与量)		
		CVVH	CVVHD	CVVHDF
Micafungin (ファンガード®)	治療：100〜150mg(24時間ごと) 予防：50mg(24時間ごと)			
Caspofungin (カンサイダス®)	50mg (24時間ごと)			
Voriconazole (ブイフェンド®)	内服薬を使用			
Liposomal amphotericin B (アムビゾーム®)	3〜5mg/kg (24時間ごと)			
Aciclovir (ゾビラックス®)	2.5〜5mg/kg (24時間ごと)	5mg/kg (24時間ごと)	5mg/kg (12〜24時間ごと)	

※実際には残腎機能や透析条件は症例ごとに異なるため，必要に応じて腎臓内科医や
薬剤師と投与量を相談。

引用文献

1) 日化療会誌. 2016;64(3):387-477.
2) Am J Respir Crit Care Med. 2005;171(4):388-416.
3) Clin Infect Dis. 2003;37(8):997-1005.
4) 日本腎臓病薬物療法学会 腎機能別薬剤投与方法一覧作成委員会：腎機能別薬剤投与方法一覧 2018年2月26日版，薬剤性腎障害の分類 Ver.14. 日腎臓病薬物療会誌, 2018;特別号改訂版.
5) 菊池 賢，他，監修：日本語版 サンフォード感染症治療ガイド2016. 第46版. ライフサイエンス出版, 2016.
6) 平田純生，編著：腎不全と薬の使い方Q&A. じほう, 2005.
7) Pharmacotherapy. 2009;29(5):562-77.

(梅坪翔太，望月敬浩)

索引

欧　文

A

Acinetobacter　*110*

Alvarado score　*170*

AmpC型β-lactamase産生菌　*97*

AMR（antimicrobial resistance）*30*

AMSTERDAM分類　*127*

A群β溶血性レンサ球菌　*117*

A群β溶連菌　*194*

B

β溶血性レンサ球菌　*104*

Bacillus cereus　*40, 42*

Bacteroides　*98*

Bacteroides fragilis　*116, 171, 177, 184*

BD（biliary drainage）*186*

C

CAUTI（catheter-associated urinary
　tract infection）*53, 149, 151*

CDI（*Clostridium difficile* infection）
　59

Clostridium difficile　*61*

*Clostridium*属　*16, 17*

CNS（coagulase-negative
　staphylococci）*23, 35, 42, 126, 134,*
　143, 159

COPD（chronic obstructive
　pulmonary disease）*126*

CRBSI（catheter-related blood
　stream infection）*34*

CT検査　*170, 176, 184*

CVA叩打痛　*53*

CVC（central venous catheter）*34*

D

DAIR（debridement，antibiotics，
　and implant retention）*162*

de-escalation　*50, 81, 104, 137*

definitive therapy　*4*

DSWI（deep sternal wound
　infections）*124*

E

empiric therapy　*4*

Enterobacter　*97, 110, 163, 177*

Enterococcus　*150, 163*

Enterococcus faecalis　*82, 89*

ESBL（extended-spectrum β
　-lactamase）産生菌　*49, 89, 97*

Escherichia coli　*150, 171, 177*

G

GDH（glutamate dehydrogenase）*61*

H

HAP (hospital-acquired pneumonia) *46*

heel-drop test *168*

I

IA (interval appendectomy) *173*

ICT (infection control team) *31*

K

Klebsiella 150

L

LC (laparoscopic cholecystectomy) *186*

LDH上昇 *74*

LRINEC (laboratory risk indicator for necrotizing fasciitis) score *194*

M

Modified 3-Day rule *61*

MRI検査 *170*

MRSA (methicillin-resistant *Staphylococcus aureus*) *19, 30, 48, 107, 118, 124, 136, 144*

MSSA (methicillin-sensitive *Staphylococcus aureus*) *48, 126, 144*

Murphy徴候 *182*

N

non-A群β溶血性レンサ球菌 *117*

NPWT (negative pressure wound therapy) *21, 124*

O

Oddi括約筋 *95*

OPSI (overwhelming postsplenectomy infection) *96, 200*

P

PCV13 *202*

PD (pancreatico-duodenectomy) *25, 95, 101*

PLABSI (peripheral line-associated blood stream infection) *40*

PPSV23 *200*

Propionibacterium acnes 143

*Propionibacterium*属 *163*

Pseudomonas 163

PTBD (percutaneous transhepatic biliary drainage) *96*

R

red neck (red man)症候群 *28*

S

Samson分類 *136*

sonographic Murphy's sign *184*

SPACE (*Serratia, Pseudomonas, Acinetobacter, Citrobacter, Enterobacter*) *151*

SSI (surgical site infection) *14, 95, 113, 124, 147*

Staphylococcus aureus 17, 143, 159

Streptococcus pyogenes 16

*Staphylococcus*属 164

ST合剤 27, 152, 164

S状結腸 175

T

TE（tissue expander） 103

TSS（toxic shock syndrome） 16, 104, 195

U

UTI 147

V

VAP（ventilator-associated pneumonia） 46

VGI（vascular graft infection） 131

和　文

あ

アズトレオナム 25

アナフィラキシー 211

アミノグリコシド 25, 26, 55

アモキシシリン 119, 164

アンチバイオグラム 5

アンピシリン 27, 56, 106, 119, 163, 196

アンピシリン・スルバクタム 17, 25, 50, 81, 82, 89, 111, 117, 151, 179, 189

圧痛 168

い

イレウス 60, 85

インドメタシン 71

インフルエンザ菌b型ワクチン 203

インフルエンザワクチン 209

インプラント感染症 103

胃 78

胃・十二指腸 25

　── 潰瘍穿孔 175, 176

意識障害 53

意識変容 141

意識レベルの低下 193

移植 27

痛み 192

陰圧閉鎖療法 ☞ NPWT

院内下痢症 *60*

院内肺炎 ☞ HAP

え

エンピリック *89, 118, 137*

壊死性軟部組織感染症 *192*

腋窩リンパ節郭清 *103*

遠隔部位の感染症の治療 *19*

嚥下障害 *46*

お

悪寒 *53, 132*

汚染手術 *147*

嘔気・嘔吐 *109, 142, 168*

黄色ブドウ球菌 *23, 35, 42, 48, 87, 97, 105, 110, 117, 126, 134*

か

カテーテル関連血流感染症 ☞ CRBSI

カテーテル関連尿路感染症 ☞ CAUTI

カテーテル抜去後の排尿障害 *53*

カンジダ *82, 180*

化膿性関節炎 *68*

下部消化管手術 *85*

画像検査 *193*

開頭術後髄膜炎 *140*

肝機能障害 *74*

肝胆膵脾手術 *95*

患者背景 *2*

関節液 *69, 158*

感染合併 *78*

感染症 *9*

—— 診療ロジック *2*

感染臓器の推定 *4*

感染対策チーム ☞ ICT

感染部位の切断 *194*

き

キノロン *25, 26*

気管内挿管 *46*

気道分泌物 *47, 108*

偽痛風 *68*

吃逆 *109*

急性虫垂炎 *168*

急性の血尿 *53*

胸腔穿刺 *108*

胸骨穿刺 *125*

胸痛 *109, 125*

胸部X線写真 *10, 47, 74*

胸部CT *125*

胸部不快感 *109*

莢膜を有する細菌による重症感染症 ☞ OPSI

禁煙 *19*

く

クリンダマイシン *17, 25, 89, 99, 119, 164, 196*

クレブシエラ *54, 97, 110, 184*

索引　237

クロストリジウム・ディフィシル感染症
　☞ CDI
グラム陰性桿菌　17, 97, 134, 171, 177
グラム陰性菌　80
グラム染色　87
グラム陽性球菌　110, 143
グルタミン酸脱水素酵素 ☞ GDH

け
ケアバンドル　57
外科手術　172
外科的ドレナージ　177
経過観察　5
経鼻胃管　46
形成外科手術　27
血液検査　170, 176, 182, 193
血液培養　10, 35, 42, 74, 87, 108, 176,
　182
血管グラフト感染 ☞ VGI
血管手術　27
血行再建　134
血糖管理　19
結合型ワクチン　202
結晶性関節炎　68
結腸　85
　—— 穿孔　175
嫌気性菌　17, 85, 87, 97, 116, 171, 177,
　184, 194

限局性腹膜炎　86

こ
コアグラーゼ陰性ブドウ球菌 ☞ CNS
コルヒチン　71
股関節　158
呼吸器外科術　108
呼吸困難感　109
誤嚥性肺炎　46
好気性グラム陰性桿菌　85
好気性グラム陰性菌　87
好酸球増多　74
抗菌薬の選択　4
口腔内嫌気性菌　177
口腔内の常在菌叢　80
口腔内レンサ球菌　177
項部硬直　141
硬膜下膿瘍　142
高齢者　68, 182
骨折手術　157
骨盤内リンパ嚢胞感染　113

さ
細菌学的検査　193
三次性腹膜炎　86
酸素投与　21
産婦人科　26

し
シトロバクター　97

シプロフロキサシン *152, 164, 196*

シャント関連感染症 *142*

ショック *60*

手術時手洗い *20*

手術部位感染症 ☞ SSI

腫脹 *14, 116*

周術期抗菌薬 *23, 25*

縦隔炎 *108*

出血 *78*

術後骨盤内膿瘍 *113*

術後細菌性髄膜炎 *141*

術後抗菌薬 *22*

術後創処置 *22*

術後の発熱 *9*

術中再投与 *29*

準清潔手術 *147*

消化管穿孔 *175*

小腸 *25*

食欲不振 *168*

除毛 *20*

真菌 *80*

心臓血管手術 *25*

身体診察 *193*

深部SSI *14*

深部胸骨創感染 *124*

腎盂腎炎 *152*

人工関節の感染性関節炎 *157*

人工呼吸器関連肺炎 ☞ VAP

す

ステント交換 *99*

頭痛 *141, 142*

膵頭十二指腸切除 ☞ PD

膵液瘻 *79, 95*

水疱 *193*

水様下痢 *60*

髄膜炎菌ワクチン *203*

せ

セファゾリン *17, 25, 106, 119, 129, 151, 163*

セファレキシン *17, 106, 119*

セファロスポリン *17, 74*

セフェピム *36, 50, 98, 118, 129, 138, 145, 163*

セフォタキシム *27*

セフタジジム *196*

セフトリアキソン *50, 55, 100, 129, 144, 152*

セフメタゾール *17, 25, 55, 81, 82, 90, 117, 151, 172, 179, 189*

整形外科 *26*

清潔手術 *147*

制酸薬 *46*

赤沈亢進 *74*

切開創を開放 *17*

接触感染予防策 65

前立腺炎 152

そ

ソースコントロール 81, 89, 173, 177, 190

造影CT 132

創感染 85

創の開放 151

創分類 14

た

ダプトマイシン 163

多剤耐性菌 97, 136

体温管理 20

待機的虫垂切除術 ☞ IA

大腸 26

　── 菌 54, 97, 110, 184

大動脈腸管瘻 131

卵アレルギー 211

胆管小腸吻合 95

胆管ステント留置 95

胆汁培養 182

胆汁瘻 95

胆道─小腸吻合術 95

胆嚢ドレナージ ☞ BD

単関節炎 69

単純X線 69, 177

ち

中心静脈カテーテル ☞ CVC

中毒性巨大結腸症 60

虫垂炎 175

虫垂切除術 25

虫垂穿孔 168

腸球菌 97, 116

腸内細菌 116, 184, 194

直腸手術 85, 93

鎮静剤 46

つ

椎体椎間板炎 157

痛風 68

て

デブリードマン 127, 134, 162, 194

低血圧 79

と

トキシックショック症候群 ☞ TSS

トキシン産生株 61

ドレナージ 17, 81, 89, 98, 110, 117, 120, 151

頭頸部 26

疼痛 14, 104, 168

な

ナプロキセン 71

内臓脂肪量過多 78

に

二次性腹膜炎 *175*

乳腺 *103*

乳房再建術 *103*

尿グラム染色 *54*

尿検査・培養 *10, 74*

尿道カテーテル抜去・留置 *54, 149*

尿路感染 *53, 113*

ね

熱感 *116*

の

膿胸 *108*

膿性排液 *14*

膿瘍形成 *78, 79*

は

バンコマイシン *17, 25, 36, 43, 56, 63, 83, 100, 107, 129, 137, 143, 151, 163, 189*

肺炎球菌 *110*

── ワクチン *200*

敗血症 *87*

排膿 *125*

白血球数 *47*

──増加 *60, 79, 168*

発症時期 *9*

発熱 *14, 47, 53, 60, 79, 104, 109, 115, 122, 125, 132, 141, 142, 168, 193*

汎発性腹膜炎 *86*

ひ

ビブリオ属 *194*

ピペラシリン・タゾバクタム *27, 50, 56, 81, 82, 90, 98, 111, 117, 119, 138, 152, 172, 179, 189*

非感染症 *9*

皮疹 *192*

皮膚消毒 *20*

脾摘後重症感染症 ☞ OPSI

泌尿器科手術 *27, 147*

微生物の推定 *4*

表皮ブドウ球菌 *105*

病因 *9*

頻呼吸 *193*

頻脈 *79, 193*

ふ

フィダキソマイシン *63*

フラップ（弁）再建 *127*

ブドウ球菌 *116, 159*

プレドニゾロン *71*

浮腫 *192*

婦人科手術 *113*

腹腔鏡下胆嚢摘出術 ☞ LC

腹腔内膿瘍 *78, 85, 86*

腹水検査 *176*

腹水培養 *87*

腹痛 *60, 79, 115*

腹部超音波検査 *170, 177, 184*

腹膜炎 *78, 79, 85*

腹膜刺激症状 *168, 176*

糞石 *168*

へ

ヘルニア修復術 *25*

ベンジルペニシリンカリウム *196*

ペニシリン *17, 74*

閉塞性肺炎 *108*

便培養 *61*

ほ

ポリサッカライドワクチン *200*

保存的治療 *172*

縫合糸 *21*

縫合不全 *78, 85*

放射線治療 *103*

膀胱炎 *152*

発赤 *14, 104, 109, 116, 125*

ま

末梢静脈炎 *41*

末梢静脈カテーテル関連血流感染症 ☞
　PLABSI

慢性閉塞性肺疾患 ☞ COPD

み

ミカファンギン *36, 82, 90*

ミノサイクリン *164, 196*

む

無菌操作 *21*

め

メチシリン感受性黄色ブドウ球菌 ☞
　MSSA

メチシリン耐性黄色ブドウ球菌 ☞
　MRSA

メトロニダゾール *17, 25, 63, 118, 163*

メロペネム *163, 196*

や

薬剤耐性 ☞ AMR

薬剤熱 *73*

よ

予防抗菌薬 *28, 204*

溶血性レンサ球菌 *17*

り

リネゾリド *164*

リファンピシン *164*

リンパ浮腫に伴う蜂窩織炎 *103, 114*

緑膿菌 *49, 54, 105, 110, 116, 136, 177*

れ

レボフロキサシン *152, 164*

レンサ球菌 *97, 105, 110, 116*

編著者紹介

伊東直哉 (いとうなおや)

静岡県立静岡がんセンター感染症内科 副医長

2007年　東海大学医学部卒業
2007年　横浜南共済病院 初期臨床研修医
2008年　東京医科歯科大学医学部附属病院 初期臨床研修医
2009年　市立堺病院総合内科
　　　　藤本卓司先生(現・総合診療センター 救急総合診療科部長)
　　　　に師事
2012年　瀬戸内徳洲会病院
2013年　瀬戸内徳洲会病院 総合内科部長/副院長
　　　　鹿児島県奄美大島で離島医療に従事
2015年　静岡県立静岡がんセンター感染症内科
〈資格等〉
日本内科学会 認定医，総合内科専門医
日本感染症学会 感染症専門医
日本化学療法学会 抗菌化学療法認定医
ICD制度協議会 インフェクションコントロールドクター
日本プライマリ・ケア連合学会 認定医・認定指導医
日本病院総合診療医学会 認定病院総合診療医
〈モットー〉
All physicians should be general.

倉井華子 (くらいはなこ)

静岡県立静岡がんセンター感染症内科 部長

2002年　富山大学医学部卒業
2002年　東京都立駒込病院 レジデント
2005年　横浜市立市民病院感染症内科
2010年　静岡県立静岡がんセンター感染症内科 副医長
2013年　　　　　　　同　　　　　　　部長
〈資格等〉
日本内科学会 認定内科医，総合内科専門医
日本感染症学会 感染症専門医
ICD制度協議会 インフェクションコントロールドクター
日本化学療法学会 抗菌化学療法指導医
など

外科感染症診療マニュアル

定価（本体4,500円＋税）

2018年11月30日　第1版発行

編著者　伊東直哉，倉井華子
発行者　梅澤俊彦
発行所　日本医事新報社

　　　　〒101-8718 東京都千代田区神田駿河台2-9
　　　　電話　03-3292-1555（販売）・1557（編集）
　　　　ホームページ：www.jmedj.co.jp
　　　　振替口座　00100-3-25171
印　刷　日経印刷株式会社

© 伊東直哉，倉井華子 2018 Printed in Japan

ISBN978-4-7849-5639-5 C3047 ¥4500E

・本書の複製権・翻訳権・上映権・譲渡権・公衆送信権（送信可能化権を含む）は
　（株）日本医事新報社が保有します。
・ **JCOPY** ＜（社）出版者著作権管理機構 委託出版物＞
　本書の無断複写は著作権法上での例外を除き禁じられています。複写される
　場合は，そのつど事前に，（社）出版者著作権管理機構（電話 03-3513-6969,
　FAX 03-3513-6979, e-mail:info@jcopy.or.jp）の許諾を得てください。

電子版のご利用方法

巻末の袋とじに記載されたシリアルナンバーで，本書の電子版を利用することができます。

手順①：日本医事新報社 Web サイトにて**会員登録（無料）**をお願い致します。
（既に会員登録をしている方は手順②へ）

日本医事新報社 Web サイトの「Web 医事新報かんたん登録ガイド」でより詳細な手順をご覧頂けます。
www.jmedj.co.jp/files/news/20170221%20guide.pdf

手順②：登録後「**マイページ**」に移動してください。
www.jmedj.co.jp/mypage/

「マイページ」
▼

マイページ中段の「会員限定コンテンツ」より
電子版を利用したい書籍を選び，
右にある「SN登録・確認」ボタン（赤いボタン）をクリック

▼

表示された「会員限定コンテンツ」欄の該当する書名の
右枠にシリアルナンバーを入力

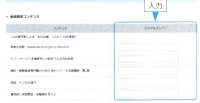

▼

下部の「**確認画面へ**」をクリック

▼

「**変更する**」をクリック

会員登録（無料）の手順

1 日本医事新報社 Web サイト（www.jmedj.co.jp）右上の「**会員登録**」をクリックしてください。

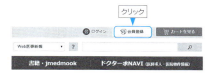

2 サイト利用規約をご確認の上（1）「**同意する**」にチェックを入れ，（2）「**会員登録する**」をクリックしてください。

3 （1）ご登録用のメールアドレスを入力し，（2）「**送信**」をクリックしてください。登録したメールアドレスに確認メールが届きます。

4 確認メールに示された URL（Web サイトのアドレス）をクリックしてください。

5 会員本登録の画面が開きますので，新規の方は一番下の「**会員登録**」をクリックしてください。

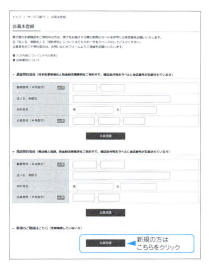

6 会員情報入力の画面が開きますので，（1）**必要事項を入力**し（2）「（サイト利用規約に）**同意する**」にチェックを入れ，（3）「**確認画面へ**」をクリックしてください。

7 会員情報確認の画面で入力した情報に誤りがないかご確認の上，「**登録する**」をクリックしてください。